ABHANDLUNGEN DER DEUTSCHEN AKADEMIE
DER WISSENSCHAFTEN ZU BERLIN

Klasse für Medizin

Jahrgang 1964 Nr. 2

Dr. GÜNTER WORATZ

NEURALE MUSKELATROPHIE

mit dominantem X-chromosomalem Erbgang

Klinisch-genetische Untersuchung einer Sippe in Sachsen

Ein Beitrag zur Erkennung
des dominanten X-chromosomalen Erbgangs

Mit 57 Abbildungen, 14 Tabellen und einer Sippentafel

AKADEMIE-VERLAG · BERLIN

1964

Aus der Neurologischen Abteilung (Leiter: Doz. Dr. med. habil. P. Feudell)
der Medizinischen Universitätsklinik Leipzig
(Direktor: Prof. Dr. R. Emmrich, bis 1957 Prof. Dr. M. Bürger)

Vorgelegt von Hrn. STUBBE in der Klassensitzung am 7. Februar 1963

Zum Druck genehmigt am gleichen Tage, ausgegeben am 31. 3. 1964

Erschienen im Akademie-Verlag GmbH, Berlin W 8, Leipziger Straße 3—4

Lizenznummer: 202 · 100/403/64
Gesamtherstellung: VEB Druckerei „Thomas Müntzer" Bad Langensalza
Bestellnummer: 2001/64/IV/ 2 · ES 17 0, 18 G 1 · Preis: DM 22,50

Meinem verehrten Lehrer

Herrn Prof. Dr. Dr. h. c. Max Bürger

gewidmet

INHALTSÜBERSICHT

EINLEITUNG

Es gilt seit einigen Jahrzehnten als sicher erwiesen, daß ständig Mutationen die Erbmasse aller Lebewesen verändern. Zu den spontanen Mutationen kommen beim Menschen noch die künstlich induzierten hinzu, die vorwiegend durch ionisierende Strahlen hervorgerufen werden. Zur Zeit stehen dabei fraglos an erster Stelle die Röntgenstrahlen. Von den Erbänderungen, die nicht die Lebensfähigkeit beeinträchtigen, ist die Mehrzahl ungünstig für das Individuum und seine Nachkommen. Ein großer Teil der Genschäden wirkt sich nicht sogleich aus, sondern wird erst manifest, wenn zwei rezessive Anlagen zusammentreffen, so daß eine Mutation oft erst nach vielen Generationen erkannt werden kann. Im Atomzeitalter, an dessen Schwelle wir stehen, besteht — solange die Gefahr eines Krieges mit nuklearen Waffen nicht gebannt ist — außer der Gefahr einer Massenvernichtung noch die ungeheure Gefahr einer Verseuchung mit radioaktiven Substanzen, die bei den Überlebenden Mutationen mit unabsehbaren Folgen für Kinder und Kindeskinder bedingen würde. Der Arzt, der mit Erbkrankheiten in Berührung gekommen ist und Siechtum der lebenden und Angst um künftige Generationen kennengelernt hat, kann nicht eindringlich genug mahnen, alles zu tun, einen Atomkrieg zu verhindern.

Gewaltige Erfolge sind auf den verschiedensten Gebieten der medizinischen Forschung errungen, nicht zuletzt auf therapeutischem Gebiet. Bei den Erbkrankheiten, die gerade in der Neurologie einen breiten Raum einnehmen, sind uns jedoch therapeutisch noch die Hände gebunden. Wir müssen uns zur Zeit auf Linderung der Beschwerden und Erbberatung beschränken. Es wird noch großer Forscherarbeit bedürfen, bis wir von den ersten hypothetischen Ansätzen über das Wesen der Erbänderungen vielleicht einmal zu kausal wirksamen Therapeuticis gelangen werden. Daher ist es dringend notwendig, daß jede Gelegenheit genutzt wird, an Erbkranken zunächst Grundlagenforschung zu treiben. Es erscheint geradezu als Verpflichtung, neu auftauchende Sippen mit Erbkrankheiten trotz mancher Mühen und vielfältiger Schwierigkeiten eingehend zu untersuchen. Die Entdeckung einer durch günstige Umstände gut zu erforschenden, ungewöhnlich großen Sippe mit neuraler Muskelatrophie gab Anlaß zur neuerlichen Bearbeitung dieses Krankheitsbildes, das trotz zahlreicher Beschreibungen noch eine Anzahl von ungelösten Problemen erkennen läßt. Die aufgewandte Mühe war um so lohnender, als neben der Gewinnung von genetischen und pathophysiologischen Erkenntnissen auch manchen vom Leid gezeichneten Familien durch Aufklärung und Beratung, vor allem in Fragen der Ehegründung, der Nachkommenschaft, der Berufswahl und damit der sozialen Entwicklung des einzelnen, eine Hilfe gegeben werden konnte.

I. Klinische Untersuchungen

a) Entdeckung und Erforschung der Sippe

Ein Patient, der wegen juveniler Hypertension in meiner Beobachtung stand, berichtete eines Tages, daß zwei seiner Brüder Fußdeformierungen hätten und die Diagnose „Friedreichsche Ataxie" gestellt worden sei. So kam der erste Kranke zur Untersuchung in die Klinik. Da die Familienanamnese ergab, daß außerdem noch zwei weitere Verwandte das gleiche Leiden hatten, erschien es zweckmäßig, die Familie zu Hause aufzusuchen, um zugleich die gesunden Familienmitglieder zu sehen. Überraschenderweise stellte es sich bei der weiteren Umfrage schon nach kurzer Zeit heraus, daß die Familie nicht ein Dutzend Personen umfaßte, sondern daß hunderte von Sippenangehörigen auf engem Raum zusammenwohnten und ferner daß nicht vier krank waren, sondern mehrere Dutzend. Bei der Befragung von Familienmitgliedern und alten Dorfeinwohnern wuchs die Kenntnis von der Sippe zusehends; dabei waren die Berichte äußerst zuverlässig, wie später immer wieder durch weitere Befragungen sowie Nachforschungen im Kirchenbuch bestätigt wurde. Die Exaktheit der mündlichen Überlieferung hat ihren Grund wohl vor allem darin, daß ein großer Teil der Sippe im Dorf verblieben war. Durch diese ersten Mitteilungen waren viele Familien entdeckt worden, in denen die Krankheit vorkam und die fast alle nachweislich untereinander verwandt waren. Bei den folgenden Untersuchungen stellte es sich heraus, daß die als krank bezeichneten Personen in der Regel tatsächlich Krankheitszeichen hatten. Man kannte sie durch die „elenden" Füße und den „sappenden" Gang, der durch das Anheben der Knie, das „Steigen", und das „Patschen" der gelähmten Füße zustande kommt. Die so erkannten Kranken hatten allerdings meist *deutliche* Krankheitszeichen. Die wirkliche Zahl aller Merkmalsträger war jedoch in keinem Familienzweig vollständig bekannt, da die leichteren Formen wegen der geringen oder gar völlig fehlenden Beschwerden oft nicht von anderen und teilweise nicht einmal von den Betroffenen selbst erkannt wurden. Daher war ich von Anfang an bemüht, diejenigen Teile der Sippe, in denen Kranke vorkamen, soweit wie möglich vollständig zu untersuchen.

Welche Schwierigkeiten dabei auftreten können, vermag der am besten zu ermessen, der selbst einmal ambulante Untersuchungen aus eigener Initiative durchgeführt hat, ohne daß er zu Kranken gerufen wurde. Die Betroffenen selbst und ihre nächsten Angehörigen hatten meist noch Verständnis für unser Anliegen; je weiter die zu Untersuchenden aber verwandtschaftlich von den Kranken entfernt waren, desto schwieriger war es oft, ihnen den Zweck einer Untersuchung klarzumachen. Boeters konnte einige der ihm bekannt gewordenen Familien mit neuraler Muskelatrophie bei der Statistik nicht berücksichtigen, da Untersuchungen verweigert worden waren. Um Unannehmlichkeiten aus dem Wege zu gehen, war es daher notwendig, den Umfang der Untersuchung beim einzelnen zu beschränken, und bald bildete sich folgendes Untersuchungsschema heraus: Es wurden geprüft:

1. Licht- und Konvergenzreaktion der Pupillen;
2. Blickrichtungsnystagmus;
3. Inspektion der Hände zum Ausschluß von Atrophien;

4. Opposition des Daumens mit Prüfung des Festhaltevermögens von Daumen- und Kleinfingerkuppe;
5. Armsehnenreflexe;
6. Sensibilität an Händen und Unterarmen;
7. Inspektion der Füße: hoher Spann, Hohlfuß, Hammerzehenstellung;
8. Hackengang;
9. Beinsehnenreflexe;
10. Sensibilität an Füßen und Unterschenkeln.

Außerdem wurde bei allen Untersuchten eine gezielte Anamnese erhoben.

Erst wenn die Ergebnisse dieser Prüfungen, insbesondere mangelhafte Opposition des Daumens, hoher Spann und abgeschwächte Achillessehnenreflexe, Verdacht auf das Vorliegen der Erkrankung erweckten, wurde die neurologische Untersuchung erweitert. In der Regel ließ sich dieses Prüfungsschema ohne wesentliche Lücken durchführen. Beim Vergleich mit den Berichten anderer Untersucher über Massenuntersuchungen kann das Ergebnis der vorliegenden Erhebungen bezüglich der Vollständigkeit der Untersuchungen als durchaus befriedigend angesehen werden. Es war möglich, ohne Ausnahme alle als krank geschilderten Personen zu untersuchen sowie die überwiegende Mehrzahl der auf Grund des Erbgangs als Merkmalsträger überhaupt in Frage kommenden. Von einem Teil der über die Grenzen Verzogenen wurden schriftliche Auskünfte eingeholt. Bei der Suche nach Verschollenen waren die verschiedensten kirchlichen und amtlichen Dienststellen sehr behilflich. Unschätzbare Dienste haben das sorgfältig geführte Kirchenbuch des Stammdorfes und die daraus entwickelte Kartei geleistet. Es muß gesagt werden, daß eine so gründliche Erforschung dieser großen Sippe nur dank dem großen Entgegenkommen und der verständnisvollen Mithilfe der Bevölkerung möglich war.

Mehrere Reisen dienten dazu, die Sippentafel zu vervollständigen, es wurden rudimentäre Formen erfaßt und unklare Krankheitsbilder aufgeklärt. In der Klinik konnten wir 16 Personen untersuchen, von denen 10 sichere Krankheitszeichen aufwiesen. Bei den übrigen 6 sollte eine abortive Erkrankung sicher ausgeschlossen werden. Da ein großer Teil der Sippe noch im Stammdorf und im Umkreis von etwa 10 km wohnt, war es möglich, insgesamt etwa 250 Angehörige der Sippe neurologisch zu untersuchen. Über weitere viele hundert Personen wurden mündliche und schriftliche Erkundigungen eingeholt. Es gelang ferner, die Aszendenz der jüngsten Glieder der Sippe um 9 Generationen zurückzuverfolgen. Dabei konnten die meisten im Dorf bekannten Kranken auf eine gemeinsame kranke Urahne (*1*) zurückgeführt werden. Daneben bleibt aber eine kleinere Anzahl von Kranken übrig, die bei Rückverfolgung der Aszendens bis zur gleichen Generation (I) keine verwandtschaftlichen Beziehungen zu der größeren Gruppe erkennen läßt. Das Nebeneinanderwohnen im selben Dorf, die gleiche Symptomatik und der gleiche Erbgang lassen keinen Zweifel daran, daß es sich um Zweige ein und derselben Sippe handelt, die vor vielen Generationen einen gemeinsamen Ursprung hatten (weitere Argumente siehe im Kapitel über die genetische Analyse). Daher halte ich es für berechtigt, die beiden Sippenteile gemeinsam abzuhandeln. Sie werden im weiteren Text als *eine* Sippe bezeichnet. Auf der großen Sippentafel stehen sie nebeneinander, entsprechend dem Lebensalter in den lebenden Generationen.

Die Untersuchungen wurden vorwiegend in einem Zeitraum von $2\frac{1}{2}$ Jahren, nämlich vom Herbst 1956 bis zum Frühjahr 1959 durchgeführt. Da die Mehrzahl der Erhebungen in den Sommer 1958 fällt, wurde als Stichtag für die Altersangaben der 30. Juni 1958 gewählt. Es wurde angestrebt, alle Angaben so ausführlich und genau wie möglich zu machen, da sich der Mangel an exakten kasuistischen Mitteilungen in vielen früheren Publikationen über die neurale Muskelatrophie als sehr nachteilig erwiesen hat; denn Lücken in Anamnese und Befund machen die retrospektive Beurteilung zum Beispiel des Schweregrades der Krankheit, des Erkrankungsbeginns oder gar des Erbgangs oft unmöglich.

b) Demographische Erhebungen

Gut erfaßbare große Sippen sind heute eine Seltenheit geworden, da Verstädterung, Binnenwanderung und Massenumsiedlungen in großen Teilen unseres Landes die Familien zerstreut haben. Es ist daher um so bemerkenswerter, daß die untersuchte Sippe ungewöhnlich groß ist und durch Abwanderung nur relativ geringe Einbußen erlitten hat. Dies läßt sich vor allem dadurch erklären, daß die Bevölkerung des sächsischen Mittelgebirges bis in die letzte Zeit hinein verhältnismäßig bodenständig ist. Heimatliebe, relativer Wohlstand, Mundart und Familienzusammengehörigkeitsgefühl sind wohl die Ursachen dafür. Die Sippe lebt seit nachweislich zwei bis drei Jahrhunderten im Stammdorf, das heute etwa 1600 Einwohner zählt. Es liegt abseits der großen Verkehrsstraßen und hat nähere Beziehungen nur zu wenigen Ortschaften der Umgebung. Erst in den letzten zwei Jahrzehnten war eine mäßige Abwanderung in die Kreisstadt zu verzeichnen. Berufliche Möglichkeiten bestanden seit jeher in den verschiedensten Handwerken, nicht selten auch in der Heimindustrie. Häufig sind die Frauen auch schon in früheren Generationen Heimarbeiterinnen gewesen, während die Männer teils selbständige, teils Lohn-Handwerker waren.

Während bei anderen Sippen mit neuraler Muskelatrophie infolge körperlichen Versagens sowie geistiger Minderwertigkeit gelegentlich über starke Verarmung berichtet wird (z. B. Eichhorst), ist bei dieser Sippe keine Verarmung eingetreten. Die soziale Struktur der Familien mit Kranken einschließlich der meisten Schwerkranken entspricht der ortsüblichen Norm. Das hat mehrere Gründe: Die weiblichen Merkmalsträger sind in der Regel bis zum heiratsfähigen Alter beschwerdefrei und können daher in standesgleiche Familien einheiraten. Die kranken jüngeren Männer haben aber wegen des landesüblichen Frauenüberschusses Gelegenheit, ebenfalls intellektuell gleichwertige Frauen zu finden. Eine Rolle spielt gewiß auch die bessere soziale Betreuung als zu Eichhorsts Zeiten, wie z. B. Arbeitsplatzvermittlung und Krankenversorgung. Trotz der geringen Binnenwanderung ist die Konsanguinität klein, ich vermute, nicht größer als in der Gesamtbevölkerung. Eine Heirat von *Kranken* untereinander ist mir nicht bekannt geworden. Als weiteren Grund sehe ich die Neigung zur Kompensation und wenn möglich zur Überkompensation, die einzelnen Schwerkranken verholfen hat, sogar eine beachtliche soziale Stellung zu erreichen. Ähnliche Beobachtungen werden von Hierons mitgeteilt, der eine Familie mit neuraler Muskelatrophie beschrieben hat, in der Kranke sogar hohe Offiziere wurden.

Alkoholiker fand ich nicht unter den Kranken, was hier summarisch berichtet sei.

Zunächst teile ich nun die Kasuistik der Kranken bzw. Merkmalsträger sowie einzelne Berichte über erwähnenswerte Sippenangehörige *ohne* neurale Muskelatrophie mit. Danach folgt die eingehende Darstellung der Symptomatologie mit besonderer Berücksichtigung der formalen Genese von den ersten Mikrosymptomen bis zum Vollbild der Erkrankung. Die vorliegenden Untersuchungen bieten dazu wegen der Größe der Sippe und — wie später dargelegt werden wird — wegen der Eigenart des Erbganges ein einmaliges Material. Es ist kaum anzunehmen, daß ein einzelner Untersucher so bald wieder Gelegenheit haben wird, eine so große Zahl von Kranken zu sehen, überdies noch aus *einer* Familie. Schließlich folgt die Untersuchung des Erbmodus, die wiederum auf Grund der Größe der Sippe einen bisher bei dieser Krankheit nicht bekannten Erbgang zu erkennen und glaubwürdig zu machen gestattet.

c) Neurologische Kasuistik

1. Der Propositus und zwei weitere Schwerkranke

57[1] Günter C.[2], 25 Jahre, Produktionsleiter.
Dieses ist der Propositus (Abb. 1 und 2). Schon als Kind war er beim Sport behindert. Er konnte nicht so rennen und springen wie die anderen. Eine deutliche Gangstörung machte sich erst im 15. Lebensjahr

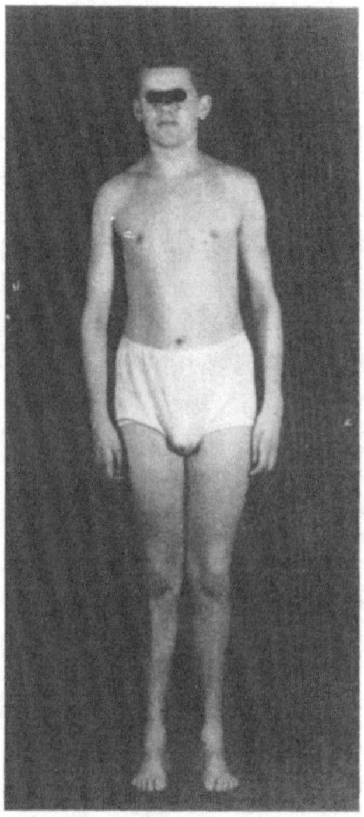

Abb. 1

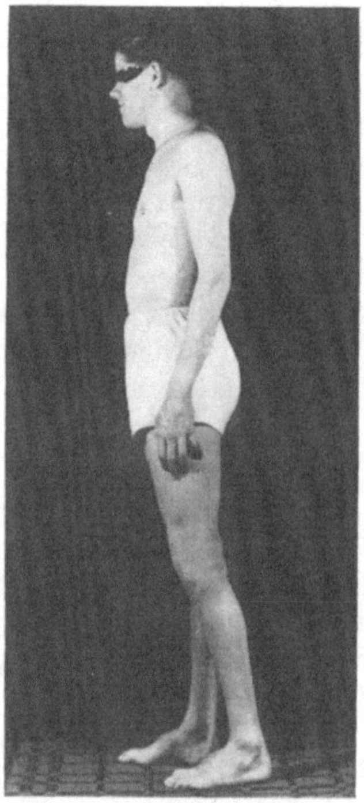

Abb. 2

Abb. 1 u. 2. Der Propositus (*57*). Atrophie der distalen Unterschenkel und Unterarme, Hohlfußbildung, Beugestellung der Finger.

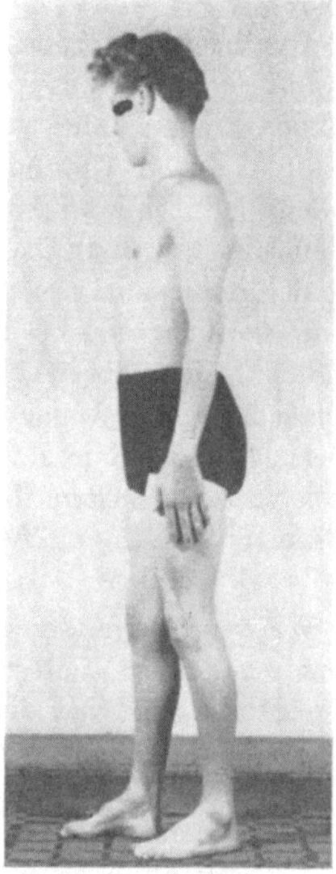

Abb. 3. Bruder des Propositus (*59*) mit fast gleicher Symptomatik.

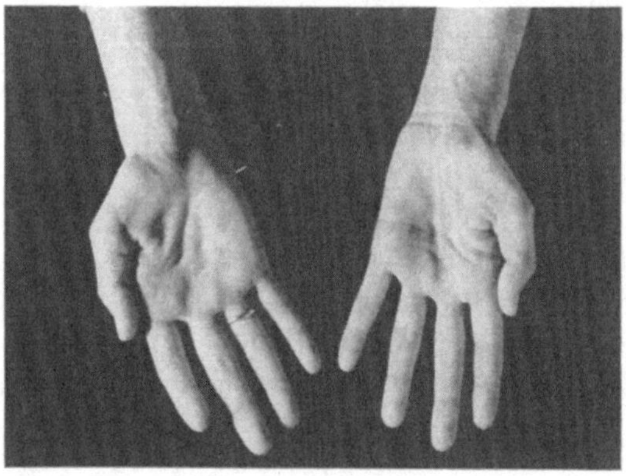

Abb. 4. *57*: Sogenannte „Affenhand": Anlegen des Daumens an die seitliche Mittelhand infolge Atrophie der Muskeln des Daumenballens, vor allem des M. opponens pollicis.

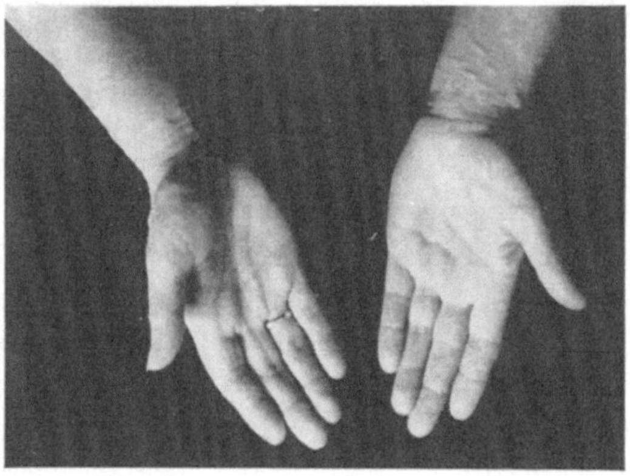

Abb. 5. Zum Vergleich die Hände eines Gesunden.

[1] Die kursiv gesetzten Zahlen entsprechen den Ordnungszahlen der Sippentafel.
[2] Die Namen sind chiffriert.

bemerkbar. Der Gang wurde steif, und er mußte „steigen", d. h. die Knie anziehen, damit die Füße nicht auf der Erde schleiften. Die Fußmuskeln wurden zunehmend schwächer. Seit Kindheit fällt ihm der Hohlfuß auf. Er knickt mit den Füßen häufig um; bei unebenem Weg und bei Dunkelheit muß er vorsichtig gehen. Mit 20 Jahren blieben beim Strecken der Finger die Zeigefinger leicht gebeugt. Später behielten sie immer eine leichte Beugestellung. Die Handmuskeln wurden mit der Zeit dünner, den Daumen konnte er nicht mehr den anderen Fingern gegenüberstellen. Dadurch wurden das Aufheben von Münzen und das Zuknöpfen erschwert oder unmöglich. Jetzt kann er eine volle Kaffeetasse mit Daumen und Zeigefinger nicht anheben. Völlig erhalten soll die Kraft der Fingerbeuger sein. Befund: Starke Atrophie der Fuß- und Handmuskeln (Abb. 4), deutliche Atrophie auch der unteren Drittel der Unterschenkel (sog. Storchenbeine, Abb. 1), nicht so deutlich erkennbar auch an den distalen Unterarmen. Ausgeprägte Hohlfußbildung mit deutlicher Hammerzehenstellung der Großzehen und beginnender Beugung der übrigen Zehen. Hacken- und Zehengang nicht möglich. Steppergang. PSR und ASR beiderseits nicht auslösbar. Armsehnenreflexe nur schwach erhältlich. Keine Pyramidenzeichen. BDR etwa in normaler Stärke und seitengleich vorhanden. Cremasterreflex seitengleich und normal auslösbar. Oberflächensensibilität intakt, Vibrationsempfinden an den Füßen erloschen. Zehenwahl intakt. Keine sicheren Verdickungen von Nervenstämmen. Pupillen übermittelweit, gleichweit, rund, reagieren prompt auf Licht und Konvergenz. Keine Hirnnervenausfälle. Über Sonderuntersuchungen wird in den betreffenden Kapiteln berichtet.

Schweres Krankheitsbild.

59 Claus C., 19 Jahre, Mechaniker, Bruder von *57*.
Mit etwa 9 Jahren merkte er, daß er nicht so schnell laufen konnte wie andere Kinder. Er fuhr daher viel Rad, wobei er keine Beschwerden hatte. Bei längerem Laufen brennen die Fußsohlen. Er ist kräftig und kann ein Gewicht von 85 Pfund stemmen. Befund: Deutliche Atrophie der kleinen Handmuskeln, besonders des Thenar, aber auch der Interossei, weniger der Unterarmmuskeln. Wie bei seinem Bruder verjüngen sich die Waden deutlich nach unten (Abb. 3). Hohlfuß beiderseits; Hackengang nicht möglich; Zehengang erschwert. Bei Plantarflexion des Fußes kommt es zu einer angedeuteten Varusstellung. PSR beiderseits abgeschwächt, ASR beiderseits nicht auslösbar. Beim Versuch, den Fuß anzuheben, kommt es zu einer deutlichen Extension der Großzehe. Oberflächen- und Tiefensensibilität intakt. Zehenberührung und Zahlenschrift werden gut erkannt.

Schweres Krankheitsbild.

56 Eberhard U., 25 Jahre, Schichtschreiber, Vetter 3. Grades der Brüder Günter und Claus C. (*57* u. *59*).
In der Schulzeit keine Beschwerden beim Gehen und Rennen. Mit 16 Jahren fiel ihm auf, daß er in Halbschuhen den vorderen Fuß nicht mehr richtig hochheben konnte, während der Gang in hohen Schnürschuhen noch unbehindert war. Auch bemerkte er, daß er beim Gehen öfter anstieß und stolperte. Vom 15. bis 18. Lebensjahr ging er in die Tischlerlehre als Bau- und Möbeltischler. Die Arbeit war sehr schwer, so daß er seine Fußbeschwerden darauf zurückführte. Da es kurz nach Kriegsende war, gelang es ihm nicht, eine andere Lehrstelle zu bekommen. In diesen Jahren wurden die Füße zusehends schlechter. Gegen Ende der Lehrzeit erkrankten auch die Hände. Er bemerkte zunächst, daß er die Finger nicht mehr ganz strecken konnte. Bis zum 20. Lebensjahr deutliches Fortschreiten der Krankheitszeichen, danach nur langsame Verschlechterung. Im Winter ist er bei Glätte besonders gangunsicher. Im letzten Winter erlitt er bei einem Sturz eine Kniescheibenluxation, die durch eine Plastik behoben wurde, er muß das Knie aber immer noch bandagieren. Auch um die Unterschenkel, besonders die Knöchel, legt er Binden an, um dem Fuß einen besseren Halt zu geben. Beim Anfertigen von orthopädischen Schuhen legt er Wert auf enge Schäfte und breite Absätze. Infolge beginnender Korpulenz verschlimmern sich die Gehbeschwerden. In der Kälte werden die Bewegungen der Füße und Hände schwerfälliger. Vor 10 Jahren wurde wie bei seiner Mutter die Diagnose „Friedreichsche Ataxie" gestellt.

Befund: Es besteht eine ausgeprägte Muskel*atrophie* an Händen, Füßen und Unterschenkeln, weniger an den Unterarmen. Die Maße betragen in Zentimetern:

	rechts	links
Unterarme in Supination		
Größter Umfang	24,6	24,2
10 cm über dem Processus styloides ulnae	18,0	18,5
8 cm über dem Processus styloides ulnae	16,2	17,2
kleinster Umfang	15,0	14,9
Unterschenkel im Liegen entspannt bei leichter Kniebeugung		
Größter Umfang	30,5	29,0
12 cm über dem Malleolus tibiae	20,0	18,9
10 cm über dem Malleolus tibiae	17,5	17,8
8 cm über dem Malleolus tibiae	17,0	16,8

Auch Oberarm und Oberschenkel sind im Volumen verringert, wenn auch nicht in dem Grade wie die distalen Partien der Extremitäten.

Die Atrophie der Handmuskeln ist besonders ausgeprägt am Thenar und Hypothenar, auch die Interossei sind verschmächtigt. Bei Streckung können die Finger weder völlig gespreizt, noch viel weniger aber geschlossen werden (Abb. 28 u. 29). Das Opponieren des Daumens ist nicht möglich; stattdessen wird der Daumen gebeugt. Eine Berührung der Kuppen von Daumen und Kleinfinger kommt nicht zustande. Die Kraft zum Beugen und Strecken der Hand ist reduziert, zum Beugen und Strecken der Unterarme uneingeschränkt. Keine Atrophie des Schultergürtels, der Rumpf- und Beckenmuskulatur, keine Atrophie der Gesichtsmuskulatur.

Hohlfuß rechts deutlich, links bei Belastung eher abgeflachtes Längsgewölbe. Am deutlichsten erkennt man die verstärkte Wölbung des rechten Längsgewölbes beim Überschlagen des rechten Beines über das linke Knie. Die zweite Zehe beiderseits steht in Hammerzehenstellung. Die Zehen des rechten Fußes lassen sich nur wenig beugen, die des linken gar nicht. Starke Verschmächtigung der unteren Partien der Unterschenkel, rechts beginnende Varusstellung des Fußes. Am lateralen Rand des rechten Fußes wölbt sich die Tuberositas von Metatarsale V stark vor (Abb. 10) und ist daher mit einer dicken Schwiele bedeckt.

Hackengang nicht einmal angedeutet möglich, da die Fußheber völlig gelähmt sind. Da die Fußbeuger ebenfalls deutliche Paresen aufweisen, ist auch der Zehenstand nicht möglich. Gegen ganz leichten Widerstand wird der rechte Fuß ein wenig plantarflektiert, der linke nicht.

Reflexbefund: Bizeps-, Trizeps- und Radiusperiost-Reflex sind beiderseits erloschen, auch Patellarsehnen- und Achillessehnenreflexe beiderseits nicht auslösbar. Bauchdeckenreflexe rechts ausgiebig, links etwas schwach zu erhalten, beiderseits erschöpflich. Keine Pyramidenzeichen. Pupillen reagieren prompt auf Licht und bei Konvergenz; kein Nystagmus. Hirnnerven o. B.

Berührungs-*Sensibilität* an der Kuppe der 2. Zehe beiderseits etwas herabgesetzt; Schmerz-, Temperatur- und Vibrationsempfinden am ganzen Körper normal.

Deutliche *Nervenverdickungen* sind nicht vorhanden, bei Suchen glaubt man, den N. auricularis magnus beiderseits eben zu tasten. Auch in der Mitte der Wade ist eine strangförmige Verdickung vorhanden, doch läßt sich diese nicht sicher als Nerv identifizieren; es könnte sich ebensogut um einen atrophischen Muskelstrang handeln.

Gang: Wie im Stehen muß auch im Gehen eine breite Gangspur eingenommen werden, da jeder Fuß allein standunsicher ist. Beim Gang ohne Schuhe müssen die Knie stark angehoben werden, damit die schlaff herunterhängenden Füße nicht am Boden schleifen. Die Armbewegungen sind dabei ausgeprägt, weil sie stärker als beim Gesunden zur Balance beitragen müssen. Durch diese zusätzlichen Bewegungen wird der Gang ausgesprochen schaukelnd. Am besten lassen sich die Eigentümlichkeiten der Gangart an einer Serie von Einzelbildern eines Lauffilms erkennen (Abb. 19, 1 bis 12).

Vasomotorische Störungen sind im Bereich der stärksten Atrophie deutlich. Das untere Drittel der Unterschenkel und der Fuß sind kühler als die übrigen Beinpartien.

Ein ausgeprägtes *Faszikulieren* der Beuger und Strecker erkennt man an beiden Oberschenkeln. Eine Abhängigkeit von der Ermüdung war nicht nachweisbar. Schon morgens beim Erwachen waren die faszikulären Zuckungen gleichstark wie am Abend.

Der *faradokutane Test* wurde folgendermaßen ausgeführt: Die differente Elektrode wurde in eine Nierenschale mit körperwarmem Leitungswasser gelegt, die indifferente Elektrode in die Hohlhand genommen. Die Spitze des Mittelfingers der anderen Hand wurde dann unter ständigem Vergrößern des Stromes so lange in das Wasser getaucht, bis die erste Stromempfindung in Form von leichtem Kribbeln zu bemerken war. Der Patient hatte dabei einen Schwellenwert von 3,5 Maßeinheiten, während der Untersucher schon bei 2,2 Einheiten den ersten Stromfluß merkte. Diese Beobachtung stimmt mit der von Dawidenkow fast völlig überein, welcher bei seinem Patienten 3,5 Maßeinheiten und bei sich selbst 2,0 als Grenzwert fand. Außerdem prüfte ich mit der gleichen Versuchsanordnung die elektrokutane Empfindlichkeit der Großzehe, wobei die indifferente Elektrode an der anderen Fußsohle befestigt wurde; dabei ergaben sich leichte Seitenunterschiede beim Patienten, nämlich ein Schwellenwert von 6,5 Einheiten rechts und 6,0 Einheiten links, während der Untersucher beiderseits bereits 3,8 Einheiten spürte.

Röntgenologisch fand sich ein deutlicher Spreizfuß beiderseits mit mittelgradigem Hallux valgus; die Krallenzehenbildung beiderseits der 2. bis 5. Zehe, besonders der zweiten, ist deutlich. Auf den seitlichen Aufnahmen ist das Längsgewölbe des rechten Fußes gehoben. Steilstellung des Kalkaneus, der Talus ist horizontal gestellt. Am linken Fuß ist eher eine Abflachung des Längsgewölbes vorhanden.

Über weitere Untersuchungen wird in den betreffenden Kapiteln berichtet.

Schweres Krankheitsbild.

2. *Die übrigen Kranken bzw. Merkmalsträger der Sippe einschließlich der krankheitsverdächtigen Jugendlichen*

1 Johanne Sophie B., geb. 1788, gest. mit 71 Jahren.
Kranke Stammutter des größeren Sippenzweiges (auf der Tafel rechts). Über diese Urahne, die von 1788 bis 1859 lebte, erhielten wir auf merkwürdige Weise einen Bericht: Als vor etwa 50 Jahren die Krankheit im Dorf bei einigen Leuten deutlich sichtbar war, erzählte eine Enkelin der Urahne (Generation V) ihren eigenen Enkelkindern (Generation VII), daß die Ururgroßmutter Johanne Sophie B. (*1*) so kranke Füße gehabt habe wie ihre Nachkommen, die im Dorf lebten. Eine dieser Nachkommen aus Generation V hat mir dies berichtet.

2 Christliebe O., geb. 1828, gest. mit 76 Jahren, Klöpplerin.
Kranke Stammutter des kleinen Sippenzweiges (auf der Tafel links).
Alte Dorfbewohner, die sie kannten, berichteten, daß sie die Familienkrankheit gehabt habe. Bis ins hohe Alter konnte sie aber klöppeln. Sie hatte zwei Söhne (*6* u. *7*), die beide auffällige Krankheitszeichen aufwiesen. Von ihren Eltern ist nichts Sicheres bekannt. Der Vater stammte aus dem Nachbardorf, die Mutter aus dem Stammdorf. Aus der Eigenart des in dieser Sippe gefundenen Erbgangs kann jedoch mit einiger Sicherheit geschlossen werden, daß ihre Mutter die Merkmalsüberträgerin war.

3 Gottliebe O., geb. 1836, gest. mit 72 Jahren, Klöpplerin.
Sie soll im Alter sehr unbeholfen gewesen sein. „Vom Klöppeln" habe sie verkrüppelte Hände bekommen und mußte deswegen zuletzt gefüttert werden. Sie hat kaum ihr Zimmer verlassen und konnte in den letzten 2 Jahren wohl überhaupt nicht mehr gehen. Mit 72 Jahren ist sie nach einem Schlaganfall verstorben. Sie war unverheiratet und kinderlos.

4 Christiane Caroline E., geb. 1810, gest. mit 69 Jahren.
Es wird berichtet, daß man bei ihr keine Krankheitszeichen gesehen habe. Da sie einen kranken Sohn hatte, muß sie als Merkmalsüberträgerin angesprochen werden.

5 Christiane Ernestine R., geb. 1826, gest. mit 84 Jahren, Pantoffelhändlerin.
Sichtbare Krankheitszeichen sind auch bei ihr nicht aufgefallen. Da sie sehr viele Kinder hatte, reichte das Einkommen ihres Mannes — eines Steinmetzen — nicht aus; darum mußte sie schon frühzeitig mitverdienen. Als der Mann mit 43 Jahren an einer Lungenentzündung starb, ernährte sie ihre große Kinderschar mit dem Handel allein. Sie sei bis ins hohe Alter rüstig gewesen. Da sie mehrere kranke Kinder hatte, besteht kein Zweifel, daß auch sie wie ihre Schwester Christiane Caroline (*4*) Merkmalsüberträgerin war.

6 Franz Eduard O., genannt F., unehelich geb. 1853, gest. mit über 52 Jahren.
Er konnte schlecht laufen. Alte Dorfbewohner können sich seiner noch gut erinnern.

7 Gustav Hermann O., genannt F., unehelich geboren, gest. mit 33 Jahren.
Mit 22 Jahren heiratete er eine offenbar gesunde Frau aus dem anderen Sippenzweige und hatte mit ihr zwei Kinder. Er habe sichere Krankheitszeichen an den Füßen gehabt und wird sogar als „schwerkrank" bezeichnet, obwohl er schon mit 33 Jahren starb.

8 Heinrich E., geb. 1849, gest. mit 69 Jahren, Steinmetz.
Kleiner kräftiger Mann, der aber durch die Erkrankung der Hände und Füße in mittleren Jahren schon wenig leistungsfähig war. Die Füße hingen herunter, so daß es beim Gehen auffiel. Da feste Schuhe nicht paßten, ging er sogar mit Filzschuhen in die Kirche. Er habe einen hohlen Fuß gehabt und „knorrige" Hände. Wenn im Winter die Steinmetzarbeiten eingestellt wurden, webte er zu Hause. Wegen der Handerkrankung konnte er das Weben aber in den letzten Jahren nicht mehr ausführen.

9 Wilhelmine J., geb. 1846, gest. mit 69 Jahren, Klöpplerin.
Krankheitszeichen sind nicht aufgefallen. — Ihre uneheliche Tochter soll ebenfalls gesund gewesen sein und gesunde Nachkommen gehabt haben. Ihre beiden ehelichen Kinder waren schwerkrank.

10 Selma R., geb. 1853, gest. mit 83 Jahren.
Sie hatte „schlechte, verkrüppelte Füße" und „knorrige" Hände. Auf einem Photo konnte ich Handmuskelatrophien erkennen. Trotzdem hat sie bis ins hohe Alter schwer gearbeitet. — Von ihren 6 Kindern aus drei Verbindungen hatte nur der einzige Sohn sichtbare Krankheitszeichen.

11 Heinrich R., geb. 1857, gest. mit über 60 Jahren, Zuschneider.
Nebenbei war er als Musiker tätig; er spielte gut Geige, Cello und Baß und blies Waldhorn. Über die Zeit des Erkrankungsbeginns ist nichts Sicheres bekannt. Mit 40 Jahren war er deutlich gehbehindert; später konnte er auch nicht mehr musizieren. Es wird berichtet, daß er einen sehr hohen Spann hatte. In späteren Jahren waren die Finger gekrümmt, so daß ihm das Schreiben sehr schwerfiel.

12 Alma T., geb. 1867, gest. mit 79 Jahren.
Nach dem Bericht der Kinder war sie eine rüstige Frau, die bis ins hohe Alter arbeitete. Zuletzt hat sie Semmeln ausgetragen und mußte dabei viel laufen. Dem Bericht ihrer ältesten Tochter zufolge hat sie einen hohen Spann und ein „etwas hohles Fußgewölbe" gehabt. An den Händen war nichts Krankhaftes zu sehen. — Von ihren 7 großgewordenen Kindern haben die beiden jüngsten Söhne schwere Krankheitszeichen.

13 Klara E., 76 Jahre.
Kleine zierliche Frau. Nach einer Krankheit befragt, gibt sie zunächst an, daß ihr „nichts fehle". Auf eingehendes Befragen stellt sich heraus, daß mit ungefähr 40 Jahren eine Schwäche in den Händen, zuerst in der rechten Hand, aufgetreten ist. Dies habe aber niemals merkliche Beschwerden verursacht. An ihre Lähmung hat sie sich so gewöhnt, daß sie ihren großen Haushalt stets besorgen konnte (sie hatte 12 Kinder) und ihren kleiner gewordenen Haushalt auch heute noch versieht. — Fuß- und Handmuskeln sind atrophiert, vor allem Thenar, weniger Hypothenar und Interossei. Hoher Spann. Hackengang nicht möglich.

Leichtes Krankheitsbild.

14 Marie C., geb. 1873, gest. mit 63 Jahren.
Nach dem Bericht der Tochter fing bei ihr das Leiden nach einem großen Ausflug mit 42 Jahren an. Sie konnte danach schlecht laufen. Ihre Hände seien „knorrig" gewesen. Die Füße waren etwas hohl, sie sei auch ein wenig „gestiegen", womit der Steppergang gemeint ist. — Ihre beiden Töchter (*32* und *33*) haben ebenfalls — wenn auch nur geringe — Krankheitszeichen.

15 Hilma A., geb. 1879, gest. mit 75 Jahren.
Nach Berichten der Kinder hatte sie kranke Füße und wahrscheinlich auch kranke Hände. Mit 43 Jahren bekam sie Schmerzen in der rechten Hand, besonders im Handgelenk und in den Zeigefingergelenken. Die Hand war „knorrig"; im Alter konnte sie rechts kaum zufassen, vor allem nichts mehr halten. Die Finger waren stark gekrümmt. Erst gegen Ende der 60er Jahre klagte sie über Schmerzen in den Fußballen beim Auftreten; sie hatte so wenig Kraft in den Fußgelenken, daß sie öfter umknickte und stürzte. Wegen Hohlfußbildung und Hammerzehen paßte schließlich kein fester Schuh mehr. — Ich hatte Gelegenheit, von ihren 4 Kindern 3 selbst zu untersuchen, und fand bei ihnen keinerlei Krankheitszeichen. Die jüngste Tochter soll ebenfalls gesund sein. Auch 3 Enkel und 3 Urenkel habe ich gesund gefunden.

16 Hilda L., 73 Jahre.
Sie wies bei der Inspektion nur Mikrosymptome auf: Beiderseits angedeutet verschmächtigter Thenar, beiderseits wenig hoher Spann, der Hackengang war links etwas behindert. PSR und ASR waren beiderseits nicht auslösbar. Geringe Anisokorie zugunsten von rechts. Kein Nystagmus.

Abortive Erkrankung.

17 Hermann J., gest. mit 76 Jahren, Schneidermeister.
Seine Tochter kennt ihn nur als schwerkranken Mann. Er habe kranke Füße und etwas weniger kranke Hände gehabt. Immerhin war er so behindert, daß er nur langsam arbeiten konnte. Er bekam in mancher Woche nur einen Anzug fertig. Er starb an einem Blasenleiden. — 3 Kinder aus erster Ehe sind frühzeitig gestorben; von den 3 Kindern aus zweiter Ehe sind die beiden Töchter ebenfalls schwer krank, der Sohn (2. Kind) ist klein gestorben.

18 Hilma Q., 77 Jahre.
Mit 26 Jahren sei sie 2 Jahre lang blind gewesen und war damals auch allgemein schwer krank. Jetzt kann sie gut sehen. Seit 4 Jahren Schwerhörigkeit, jetzt ist sie praktisch taub. Seit 10 Jahren zunehmend Beinschwellungen infolge kardialer Dekompensation. Die Krankheit begann etwa mit 30 Jahren mit einer Schwäche der Füße. Erst vor 10 Jahren wurden auch die Hände kraftlos.

Von allen Kranken, die ich gesehen habe, ist sie am meisten gehbehindert, und zwar dadurch, daß der Hohlfuß beiderseits noch eine deutliche Equinovarus-Stellung aufweist (Abb. 16). Sie kann daher nicht gehen, sondern rutscht auf Knien mit Knieschützern etwas im Zimmer hin und her (Abb. 17). Die Pupillen sind eng und verzogen, reagieren wenig auf Licht, prompt bei Konvergenz. Die Verschmächtigung der Unterschenkel ist kaschiert durch Unterschenkelödeme. Die Handmuskeln sind atrophisch, rechts stärker als links, vor allem der M. opponens pollicis. Die Berührung zwischen Daumen und Kleinfingerkuppe ist rechts kaum, links mäßig möglich. Die Armreflexe sind erhalten; PSR rechts auslösbar, links nur schwach; ASR beiderseits nicht erhältlich. Oberflächensensibilität intakt. Vibrationsempfinden an beiden Füßen erloschen, am linken Knie stark herabgesetzt, an den Händen normal. Die Füße fühlen sich kühl an.

Schweres Krankheitsbild.

19 Klara R., gest. mit 68 Jahren.
Ihre Kinder berichten, daß sie keine auffällige Gangstörung oder Handmuskelerkrankung hatte. Als Händlerin mußte sie schwer arbeiten. Mit etwa 55 Jahren habe sich ein Zittern der Hände und des Kopfes eingestellt, mit 68 Jahren ist sie an Magenkrebs gestorben. – Ihre Mutter sowie 4 ihrer Kinder waren krank.

20 Martha R., 75 Jahre.
Von ihrer näheren Verwandtschaft war berichtet worden, daß sie gesund sei. Sie selbst empfindet auch keine Beschwerden. – Auch bei der Inspektion sind nur minimale Zeichen von Hand- und Fußmuskelatrophien zu erkennen, so daß man ohne Kenntnis des familiären Leidens mit Sicherheit ihre Krankheit übersehen würde. Der Thenar ist beiderseits vielleicht ein wenig verschmächtigt; beiderseits nur etwas hoher Spann. Auch beim Hackengang ist nicht viel von der Krankheit zu merken; rechts kann sie den Vorfuß nur wenig vom Boden abheben, links jedoch ausreichend. Bei genauer Beobachtung der Funktion des M. opponens pollicis erkennt man folgendes: An der rechten Hand etwas deutlicher als an der linken können die Kuppen des Daumens und des Kleinfingers nicht genau gegenübergestellt werden, sondern die Daumenkuppe berührt das Endglied des Kleinfingers mehr an seiner Innenseite als volar (Abb. 20). Auf dem Bild ist außerdem gut zu erkennen, daß der Thenar kaum verschmächtigt ist; wenigstens nicht in dem Anteil, der von den Mm. flexores pollicis gebildet wird. Daß Flexores und Adductor pollicis über den Opponens überwiegen, sieht man noch deutlicher auf Abb. 21, wo diese Patientin die Opponens-Funktion bei ihrer Tochter prüft. Die nur halb im Bild links sichtbare Hand mit dem ausgestreckten ziehenden Zeigefinger ist die gleiche Hand wie in Abb. 20. Auffälliger ist jedoch der Reflexbefund: PSR beiderseits nur schwach auslösbar. ASR beiderseits erloschen. Bizepsreflex rechts nicht erhältlich, links nur schwach. Trizepsreflex beiderseits nicht auslösbar. Radiusperiostreflex beiderseits fraglich. Unsichere Hyperalgesie der Beine. Vibrationsempfinden an der rechten Großzehe herabgesetzt.
Während man die Reflexbefunde, insbesondere den Achillessehnenreflexverlust, als altersbedingt interpretieren und den hohen Spann als konstitutionelle Variante auffassen könnte, ist die Opponens-pollicis-Schwäche für die neurale Muskelatrophie so charakteristisch, daß ich keinen Zweifel habe, daß die genannten Symptome hier Ausdruck einer rudimentären Manifestation dieser Krankheit sind.
Abortivform.

21 Fridolin K., geb. 1811, gest. mit 61 Jahren.
Nach dem Dafürhalten der Verwandten und Dorfeinwohner handelt es sich bei ihm wohl um den schwersten Krankheitsfall der Familie.
Etwa mit 5 Jahren erste Fußbeschwerden. Mit 12 Jahren konnte er wegen der „Klumpfüße" nur in Bandagen und Schienen laufen, zuletzt nur mit Stock. Auch die Hände seien schwerkrank gewesen. Er habe nur mühsam schreiben können, indem er den Bleistift mit einem Gummiband an der Hand befestigte.

22 Klara R., 79 Jahre.
Erste Gehbeschwerden etwa mit 40 Jahren. Trotzdem hat sie ihre Arbeiten stets versehen können und stieg, als ich sie sah, noch rüstig den Berg zu ihrem Haus hinauf. – Ausgeprägte Muskelatrophien an den Händen. Typischer Hohlfuß, links stärker als rechts. Am linken Fuß zusätzlich Bänder- und Sehnenzerrungen durch häufiges Umknicken. Beim Herunterhängen der Füße sowie beim Stand und Gang wird eine Varuskomponente deutlich. Die Zehen stehen sämtlich in Krallenstellung. Die Verschmächtigung der Unterschenkelmuskulatur wird durch Varikosis mit Ödembildung überdeckt. Beim Gehen muß sie die Knie stark anziehen. PSR beiderseits normal auslösbar . ASR beiderseits erloschen. (Abb. 23 demonstriert den typischen Befund: Am Thenar ist infolge der schweren Atrophie eine Grube ausgebildet.
Ausgeprägtes Krankheitsbild.

23 Fanny E., gest. mit 73 Jahren.
Nach Aussagen der Kinder war sie schwer krank, schwerer noch als ihr Vater. In jungen Jahren konnte sie gut tanzen. Das Leiden hat vermutlich erst mit etwa 40 Jahren begonnen. Der Gang war zuletzt sehr stark behindert, die Hände waren verbildet. Im Alter von etwa 55 Jahren wurde sie schwerhörig. Im Nachkriegsjahr 1945 trat eine rapide Verschlechterung ein, so daß sie zunehmend schlechter laufen konnte; sie war damals 63 Jahre alt.

24 Elise F., 72 Jahre, Schneiderin.
Klagt kaum über Beschwerden. Ihrer Arbeit kann sie ohne Schwierigkeiten nachgehen; von ihren Verwandten wird sie für gesund gehalten. – Mäßige Thenaratrophie, links stärker als rechts, rechts etwas hoher Spann, Hackengang kaum möglich. PSR beiderseits normal auslösbar, ASR erloschen. Oberflächen- und Tiefensensibilität intakt. – Zwei Söhne sind schwerkrank.
Abortivfall.

25 Ella M., 67 Jahre.
Mit 30—35 Jahren begannen die Fußbeschwerden. Die Hände wurden erst später krank; ab und zu krampfartiges Ziehen in den Daumen. — Deutliche Atrophie des M. opponens pollicis beiderseits. Links mehr als rechts mittelstarker Hohlfuß, links mit Varusstellung. Hackengang praktisch unmöglich. PSR beiderseits auslösbar. ASR fehlen. Armreflexe normal vorhanden. Oberflächensensibilität intakt. Pallanästhesie an den Füßen, Pallhypästhesie an den Knien.

Mittelschweres Krankheitsbild.

26 Johanne F., 63 Jahre.
Sie wird wie ihre Schwester Elise (*24*) von Verwandten und Bekannten für gesund gehalten. Seit 10 Jahren Ziehen und Kraftlosigkeit in der rechten Hand. Seit einigen Wochen kann sie eine Nadel schlecht anfassen. Bereits 1952 wurden abgeschwächte ASR gefunden. — Die Untersuchung ergibt Mikrosymptome; geringe Thenaratrophie beiderseits, hoher Spann beiderseits, Hackengang nur angedeutet möglich, fehlende ASR. Vibrationsempfindung am linken Fuß stärker als am rechten Fuß herabgesetzt.

Abortivfall.

27 Fritz T., 62 Jahre, Buchrevisor.
Mit 18½ Jahren ist ihm als Infanterist das Marschieren schwergefallen. Erste deutliche Gehbeschwerden jedoch erst mit 26 Jahren. Er empfindet seine Handschrift als schlecht, muß wegen Ermüdung der Hände sehr oft absetzen. Schon einige Jahre vor dem 40. Lebensjahr griff er öfter daneben und ließ Gegenstände fallen. Seit 10 Jahren wird er nach einem Glas Bier so unsicher, daß er ¾ Stunden lang nicht gehen kann. Er trägt orthopädische Schuhe. Die Krankheit wurde bisher für eine Friedreichsche Ataxie gehalten. — Deutliche Verschmächtigung der Unterschenkel und der Handmuskeln; beiderseits deutlicher Hohlfuß mit Varuskomponente. Standunsicherheit, Gang etwas schwankend. PSR und ASR beiderseits erloschen. Oberflächensensibilität intakt. Pallanästhesie beiderseits bis herauf zum Knie. Zehenwahl und Zahlenschrift unsicher. Der linke Fuß fühlt sich kühl an.

Schweres Krankheitsbild.

28 Kurt T., 60 Jahre, früher Bergmann, jetzt Invalidenrentner.
Mit etwa 13 Jahren konnte er als einziger der Klasse nicht am Barren turnen. Bis zum 30. Lebensjahr war er im Kohlenbergbau tätig, obgleich er schon mit 27 Jahren nicht mehr fest stehen konnte. Seine Arbeitskollegen hielten ihn für betrunken, Mit etwa 30 Jahren wurde er invalidisiert, nachdem die Krankheit mehrfach grob verkannt worden war. Mit ungefähr 50 Jahren ließen Kraft und Geschicklichkeit in den Händen nach. Schließlich wurde die Diagnose Friedreichsche Ataxie gestellt. — Ausgeprägte Atrophien an Beinen und Armen. Die extreme Hohlfußbildung wird im Abschnitt über die Fußdeformität demonstriert (Abb. 14 u. 15). PSR und ASR sind beiderseits erloschen; Trizeps- und Radiusperiostreflex deutlich abgeschwächt. Bizepsreflex beiderseits nicht auslösbar. Hände und Füße fühlen sich kalt an. Im Bereich der Atrophien an Händen und Füßen fand sich bei der ersten Untersuchung eine starke Herabsetzung der Oberflächen- und Tiefensensibilität. Da die Untersuchung wegen der winterlichen Kälte unsicher war, wurde sie im Sommer wiederholt. Dabei ergab sich, daß die Schmerzempfindung erhalten, die Berührungsempfindung (geprüft mit dem Schneiderrädchen) am linken Bein sowie an der linken Hand und am linken Unterarm herabgesetzt und im gleichen Bereich auch die Wärme- und Kälteempfindung verringert ist. Vibration wird am ganzen linken Bein und an der linken Hand fast gar nicht empfunden. Bei der Nachuntersuchung wurde auch der Reflexstatus wiederholt. Lediglich der Trizepsreflex war gegenüber der Erstuntersuchung etwas different, nämlich etwa normal auslösbar. Der Vergleich zwischen diesen beiden Untersuchungen im Winter und im Sommer ist insofern bemerkenswert, als sich der Reflexbefund praktisch nicht geändert hat, die Sensibilität jedoch bei Kälte stärker herabgesetzt ist als in der Wärme. Der Unterschied zwischen den beiden Untersuchungen scheint mir deutlicher zu sein als die Differenzen bei der Sensibilitätsprüfung an einem Gesunden bei Kälte und Wärme. Ursächlich kommen in erster Linie die trophischen Störungen in Frage.

Sehr schweres Krankheitsbild.

29 Hilda Y., 55 Jahre, Heimbürgin.
Seit etwa fünf Jahren ist der Gang unsicher geworden, so daß sie öfter hinfällt. — Es findet sich keine deutliche Atrophie an Händen und Beinen. PSR beiderseits schwach auslösbar, ASR erloschen, Hackengang kaum möglich. An den Füßen empfindet sie die Berührung mit dem Rädchen etwas weniger als am übrigen Körper. Vibrationsempfinden an den Zehen erloschen.

Abortives Krankheitsbild.

30 Erich E., 45 Jahre, Weber.
Mit 6 Jahren spürte er nach einem kalten Bad erstmals eine Schwäche in den Beinen. Seit dieser Zeit habe er nicht mehr gut laufen können. Mit 12 Jahren trat eine starke Verschlimmerung des Leidens ein. Er lernte Maurer, mußte jedoch seinen Beruf wechseln. Trotz der schweren Atrophie der Hände war er vor 12 Jahren, als die Krankheit wahrscheinlich noch nicht so fortgeschritten war, noch so geschickt, daß er seine Taschenuhr auseinandernehmen und wieder zusammensetzen konnte. Er hat sich damals öfter mit Uhrenreparaturen beschäftigt. Nach seiner Meinung waren die Hände damals schon so krank wie jetzt. Wegen zunehmender Fußdeformierung trägt er seit 6 Jahren orthopädische Schuhe. — Ausgeprägte Atrophie der Unterschenkel- und Fußmuskeln sowie der Unterarm- und Handmuskeln (Abb. 25), auffällig ist besonders die Atrophie der Interossei. PSR beiderseits abgeschwächt, ASR erloschen. In der Tiefe der Wade tastet man einen dicken Strang, von dem aber nicht mit Sicherheit zu sagen ist, ob es sich um einen Nerv handelt. Keine Beeinträchtigung der Oberflächensensibilität, Vibrationsempfinden an beiden Füßen vermindert. Bei der Inspektion des Halses fällt beim Seitwärtsdrehen des Kopfes beiderseits, rechts mehr als links, ein stricknadeldicker Strang auf, der quer über den M. sternocleidomastoideus läuft (Abb. 39). Bei der Palpation erscheint er derb. Auf der rechten Seite erkennt man darunter noch eine zweite strangförmige Vorwölbung geringeren Grades, die an ihrer unteren und oberen Begrenzung eine knotenförmige Erweiterung hat. Beim Preßdruck schwillt nach 5—10 Sekunden dieser untere Strang kräftig an und fällt bei der Ausatmung rasch wieder zusammen, so daß kein Zweifel besteht, daß es sich um eine Vene handelt. Der obere derbe Strang bleibt beim Preßdruck unverändert. Beim Vergleich mit der Abbildung des anatomischen Präparates von Sobotta (Abb. 40) handelt es sich bei dem Gefäß um die Vena jugularis superficialis dorsalis, bei dem derben Strang darüber um den N. auricularis magnus. Dieser Nerv wird häufig bei der hypertrophischen Neuritis verdickt gefunden und wurde gelegentlich histologisch untersucht. Eine Biopsie durchführen zu lassen, konnte sich unser Patient nicht entschließen.
Ausgeprägtes Krankheitsbild.

31 Werner E., mit 26 Jahren tödlich verunglückt.
Nach Berichten von Mutter und Geschwistern hat er deutliche Zeichen der Erkrankung gehabt.

32 Ella A., 66 Jahre.
Erste Beschwerden mit 45 Jahren an den Füßen. — Deutliche Atrophie und Parese des M. opponens pollicis beiderseits, die Flexoren des Daumens überwiegen. Geringe Atrophie der Mm. interossei. Mittelgradiger Hohlfuß mit Krallenzehen. Hackengang nicht möglich. Vibrationsempfinden an der linken Großzehe erloschen, rechts nur angedeutet vorhanden.
Leichtes Krankheitsbild.

33 Irma U., 52 Jahre.
In letzter Zeit Spreizfußbeschwerden und Schmerzen an den stark gekrümmten Zehen. — Keine sicheren Atrophien, angedeutete Parese des M. opponens pollicis. Hohlfuß beiderseits, links stärker als rechts; Krallenstellung der 2. Zehe beiderseits, weniger der 3. bis 5. Zehe. Hackengang links nur mäßig. PSR seitengleich normal auslösbar. ASR beiderseits erloschen. Pallanästhesie an beiden Großzehen. Oberflächensensibilität am linken Fuß etwas herabgesetzt.
Leichtes bis mittelschweres Krankheitsbild.

34 Fritz L., 38 Jahre, Heizer.
Bereits mit 10 Jahren wurde er vom Sport befreit, da die Füße, besonders der linke, nach außen umknickten. Beim Militärdienst hatte er öfter bei Anstrengungen einen Krampf in den Händen. — Die Hände sind besonders auffällig: Beim Strecken der Finger tritt eine Beugung in den Fingergrundgelenken, eine geringere in den Fingerendgelenken ein. Die Mittelgelenke sind überstreckt. Dies ist an der rechten Hand deutlicher als an der linken (Abb. 30). Geringe Thenaratrophie. Beiderseits, besonders links, Hohlfußbildung; leichte Verschmächtigung der Unterschenkel im unteren Drittel. PSR und ASR beiderseits nicht auslösbar. Hackengang nicht möglich (Abb. 8), Zehengang sehr erschwert, dabei nimmt der linke Fuß eine leichte Varusstellung an (Abb. 9). Besonders nach dem Röntgenbild deutliche Spreizfußstellung, kompensatorischer Hallux valgus, Krallenzehenstellung. Pallhypästhesie an den Zehen.
Deutliches Krankheitsbild.

35 Helene G., 55 Jahre.
Sie bemerkte mit etwa 25 Jahren eine Schwäche der Handmuskulatur, erst später eine Ermüdung der Füße. Eine starke Verschlechterung der Beschwerden ist nach dem einzigen Partus mit 28 Jahren eingetreten. Bis zum 43. Lebensjahr konnte sie als Spinnerin arbeiten. Jetzt ist sie bei Arbeiten, die manuelle Geschicklichkeit erfordern, sehr stark behindert. Die orthopädischen Schuhe sind durch ihr Gewicht hinderlich, doch kann sie ohne diese kaum noch gehen. — Ausgeprägte Atrophien an Unterarmen und Unterschenkeln,

einschließlich der Hände und Füße. Beim Versuch, den Daumen zu opponieren, berührt er nur die Innenseite des Kleinfingers, da der M. opponens atrophiert ist, die Flexoren dagegen ausreichend erhalten sind (Abb. 22). Hacken- und Zehengang nicht möglich. PSR beiderseits auslösbar. ASR erloschen. Bis zur Mitte der Unterschenkel ist das Vibrationsempfinden aufgehoben, während die Oberflächensensibilität für alle Qualitäten erhalten ist. Wie schon bei anderen Kranken beschrieben, zeigen sich beim Strecken der Hände eine Beugestellung in den Fingergrund- und endgelenken und eine geringe Dorsalflexion in den mittleren Fingergelenken (Abb. 26).

Ausgeprägtes Krankheitsbild.

36 Luise U., 51 Jahre.
Sie bemerkte mit 25 Jahren nach dem Partus eine Schwäche gleichzeitig an Händen und Füßen. Die Krankheit schritt rasch voran, so daß sie 10 Jahre später ihren Beruf als Maschinenarbeiterin in einer Spinnerei aufgeben mußte und invalidisiert wurde. Seit dieser Zeit ist nur eine langsame, aber stetige weitere Verschlechterung eingetreten. Die Krankheit wurde als Friedreichsche Ataxie bezeichnet. Ein gewissenhafter Orthopäde lehnte vor Jahren eine Operation ab. Seit dem 12. Jahr trägt sie orthopädisches Schuhwerk. Die Füße müssen zum Gehen bandagiert werden. Die Patientin ist von der Schwere ihrer Krankheit und deren Erbcharakter so beeindruckt, daß sie vor Jahren nach dem Tode ihres Mannes auf eine zweite Eheschließung verzichtete. — Ausgeprägte Atrophien im Bereich der distalen Arme und Beine, starker Hohlfuß beiderseits mit beginnender Varusstellung. Hackenstand unmöglich. Zehenstand eben angedeutet. PSR etwas abgeschwächt, ASR erloschen. Die Armsehnenreflexe sind sämtich gut erhalten; Hypalgesie am linken Fuß, Kälteempfindung am linken Fuß herabgesetzt, an Handfläche und Volarseiten der Finger links erloschen. Wärmeempfindung an linker Hand und linkem Fuß herabgesetzt. Vibrationsempfinden an linker Hand und linkem Fuß kaum vorhanden, rechts mäßig. Die linke Hand ist auch von stärkerer Atrophie betroffen als die rechte. In Ruhe sind die Finger im Grundgelenk etwas überstreckt. Rechts ist der N. auricularis magnus vielleicht angedeutet zu tasten. Kälteparese.

Schweres Krankheitsbild.

37 Dora C., 53 Jahre.
Leichte Handmuskelatrophie, rechts mehr als links, keine sicheren Beinatrophien, jedoch hoher Spann beiderseits. PSR eher lebhaft, ASR beiderseits abgeschwächt. Hackengang kaum möglich.

Leichte Erkrankung bzw. Abortivfall.

38 Irma K., 51 Jahre.
4 und 6 Jahre nach dem einzigen Partus hatte sie Fehlgeburten. Mit 18 Jahren verschlechterte sich der Gang. Erneute schubweise Verschlechterung vor etwa 10 Jahren. Das Radfahren fiel ihr stets viel leichter als das Gehen. Vor 5 Jahren knickte sie mit dem linken Fuß so stark um, daß eine Tibiaspan-Verpflanzung am lateralen Fußrücken vorgenommen werden mußte. Die 5. Zehe wurde amputiert. Seit dieser Zeit starke Schmerzen am Fußrücken. Die Krankheit wurde für eine Friedreichsche Ataxie gehalten. — Thenar und Interossei sind beiderseits, links jedoch stärker, atrophiert. Trotz Varikosis erkennt man eine geringe Verschmächtigung des distalen Drittels des rechten Unterschenkels; rechts deutlicher Hohlfuß mit Varuskomponente, links nur hoher Spann, Krallenzehenstellung beiderseits. In Schuhen Steppergang; ohne Schuhe kann sie gar nicht gehen. Hammerzehenstellung. PSR und ASR nicht auslösbar. Armreflexe nur angedeutet nachweisbar. Fehlendes Vibrationsempfinden an den Großzehen beiderseits und am linken Fuß.

Ausgeprägtes Krankheitsbild.

39 Kurt R., gestorben mit 45 Jahren, Roßhaarzurichter.
SeineEhefrau kannte ihn bereits seit der Schulzeit. Als Schulkind sei er beim Wettrennen der erste gewesen. Mit 16 Jahren hat er sich heimlich den linken Fuß operieren lassen, vor- und nachher merkte man keine Gehbehinderung. Als er mit 24 Jahren heiratete, hat er noch viel getanzt. Mit 26 Jahren mußte er seine Füße wickeln und etwas Holz als Einlage in die Fußhöhlung legen. Mit 37 Jahren wurde ein Diabetes mellitus entdeckt, und gleichzeitig wurden Füße und Hände schlechter. Da er sich nicht an die diätetischen Vorschriften hielt, kam er mit 45 Jahren im Coma ad exitum.

40 Hanna A., 42 Jahre, Näherin.
Mit 10 Jahren hatte sie Schmerzen in den Fußballen beim Springen. Mit etwa 20 Jahren konnte sie in Schuhen mit Absatz besser laufen als in flachen. Während der letzten Monate einer Schwangerschaft im 27. Lebensjahr bekam sie eine schwere Nierenkomplikation. Nachdem sie vom Wochenbett aufgestanden war, hatten sich ihre Füße verschlechtert; seitdem ging es von Jahr zu Jahr schlechter. Der schlechten Ernährung der Nachkriegsjahre wird mit Schuld gegeben. Seit 6 Jahren nimmt die Handkraft ab; besonders links kann sie schwere Gegenstände nicht mehr gut festhalten. In den Füßen häufig Kältegefühl

Insgesamt gesehen, besteht keine besondere Kälteempfindlichkeit. Wenn die Hände aber einmal sehr kalt werden, sind sie völlig kraftlos und nehmen eine andere Fingerstellung an. Dabei hat sie keinerlei Schmerzen. — Handmuskel- und Fußmuskelatrophie. Opposition des Daumens möglich, jedoch nur mit wenig Kraft. Links stärker als rechts mittelgradiger Hohlfuß. Beginnende Hammerzehenstellung, besonders an beiden Großzehen. Rechts deutlicher als links beginnender Pes varus. Ausgeprägter Steppergang. PSR abgeschwächt, ASR fehlen; Oberflächensensibilität intakt.

Ausgeprägtes Krankheitsbild.

41 Hans R., Kaufmann, mit 45 Jahren an einem Nierenleiden gestorben.
Er hatte einen hohen Spann, leicht hängende Füße, die Schuhspitzen standen schnabelförmig hoch. Eine Erkrankung der Hände ist auch beobachtet worden.

42 Jenny R., 44 Jahre, Hausfrau.
Von nahen Verwandten war berichtet worden, daß sie gesund sei. Sie selbst empfindet nur, daß sie einen hohen Spann hat. — Keine sicheren Atrophien. Bei der Prüfung der Funktion des M. opponens pollicis fällt jedoch auf, daß die Flexoren des Daumens überwiegen. Immerhin können sich noch die Kuppen von Daumen und kleinem Finger berühren, wie Abb. 21 zeigt. Ihre Hand sieht man auf diesem Bild ganz abgebildet in der Mitte. Mäßig hoher Spann, die 4. Zehe rechts steht angedeutet in Hammerzehenstellung. ASR beiderseits nicht auslösbar. Hackengang kaum möglich, Sensibilität intakt. — Es finden sich also tatsächlich nur Mikrosymptome, die ohne Kenntnis der Heredität nicht bewertet würden. Der älteste Sohn hat das Vollbild der Krankheit.

Abortive Erkrankung.

43 Lucie S., 35 Jahre, Hausfrau.
Sie wurde von der Verwandtschaft als gesund bezeichnet. Sie hat keine Beschwerden, trägt Schuhe mit hohen Absätzen und tanzt häufig. Sie weiß, daß sie einen hohen Spann hat; der rechte Fuß sei „kleiner", gemeint ist kürzer. — Keine sicheren Atrophien. Rechts mittlerer Hohlfuß, links nur hoher Spann. PSR beiderseits normal auslösbar, ASR rechts nicht, links schwach auslösbar. Hackengang gut ausführbar. — Ausgeprägte Psoriasis vulgaris.

Abortivfall.

44 Margot J., 30 Jahre, Hausfrau.
Als 10- bis 12jährige war ihr Gang auffällig, ohne daß sie es näher beschreiben kann. Sie hatte damals noch keine Beschwerden, jedoch war sie auch beim Sport nicht die Beste. Mit 14 Jahren knickte sie in Schuhen mit hohen Absätzen oft um und bekam Knöchelschwellungen. Seit dem 20. Lebensjahr starke Beschwerden durch Fußschwellungen, die sich vor einem Jahr durch medikamentöse Behandlung gebessert haben sollen. Sie trägt am liebsten eingetragene Schuhe, stets mit flachem Absatz und dicker weicher Sohle, da die Fußsohlen empfindlich sind. In den Händen habe sie nie viel Kraft gehabt. Im Winter und nach Waschen in kaltem Wasser läßt die Handkraft noch mehr nach. Handarbeiten führt sie geschickt aus. Bei anstrengender Arbeit sind die Hände „besser durchblutet". Nach mehreren Wochen Ferien hat die Handkraft nachgelassen und die Hände sind „dünner" geworden. Orthopädische Schuhe hat sie nie getragen. Nach den zwei Geburten war sie ein Jahr lang im ganzen matt, nicht besonders fußschwach. — Trotz nicht sichtbarer Atrophie des M. opponens pollicis ist seine Kraft herabgesetzt. Die Armreflexe sind nicht oder nur angedeutet auslösbar. Eine Eigentümlichkeit der Fingerstellung verdient Erwähnung: An der linken Hand zeigt der 4. und 5., an der rechten Hand angedeutet der 5. Finger eine Überstreckung im Grundgelenk und Beugung im mittleren Fingergelenk. Ausgesprochen voluminöse Waden mit einem Umfang, der fast doppelt so groß ist wie der kleinste Umfang des Unterschenkels (rechts 40,5 cm maximal zu 21,5 cm minimal). Es ist schwer zu sagen, ob dies wirklich eine Verschmächtigung des unteren Drittels der Unterschenkel anzeigt oder ob es sich um eine familiäre Eigentümlichkeit handelt. Bei der jüngeren Schwester ist es ganz ähnlich. PSR beiderseits normal auslösbar, ASR beiderseits nicht auslösbar. Hackengang nicht möglich. Trotz dieses Befundes sieht man am Fußskelett noch keine Fehlstellung. Die Sensibilitätsprüfung ergab symmetrisch an den Kuppen der 2. und 3. Zehe Verlust von Oberflächen- und Tiefensensibilität. Auch an den anderen Zehenkuppen nur geringe Empfindung für alle Qualitäten, links schlechter als rechts. Außerdem Sensibilitätsausfall in einem pfenniggroßen Bezirk an den Fußsohlen in der Gegend der Köpfchen der Metatarsalia I und II. Normale Pupillenreaktion auf Licht und bei Konvergenz. Einzelne Einstellzuckungen beim Blick nach links. -- Psoriasis vulgaris mäßigen Grades am rechten Schienbein und am Nacken.

Deutliches Krankheitsbild.

45 Jenny Q., 28 Jahre.
Seit 8 Jahren krümmen sich die Zehen; Clavus an der 4. Zehe links. Da sie in normalen Schuhen nicht mehr laufen konnte, wurde ihr vor 4 Jahren orthopädisches Schuhwerk verordnet. Die Krankheit wurde damals

als Friedreichsche Ataxie aufgefaßt. Die Patientin erhielt Massagen und Vitamin-Gaben. Seit 3 Jahren fällt ihr eine leichte Schwäche der Daumenballenmuskulatur auf, z. B. wenn sie gefederte Wächeklammern durch Druck öffnen will. Wenn sie einmal bettlägerig wird, braucht sie länger als ein Gesunder, um wieder voll gehfähig zu werden. Vor einem Jahr wurde ihr vom Chirurgen der Vorschlag gemacht, die krallenförmig gekrümmten Zehen operativ strecken zu lassen. Sie konnte sich noch nicht dazu entschließen. — Es findet sich eine mäßige Atrophie der Daumenballen; eine Verjüngung des unteren Drittels der Unterschenkel ist auch bei ihr wie bei ihrer Schwester (*44*) deutlich. Während die Schwester praktisch ein normales Fußgewölbe hat, findet sich bei dieser Kranken beiderseits ein deutlicher Hohlfuß mit Krallenstellung der meisten Zehen. Es besteht außerdem eine beginnende Varusstellung, vor allem des rechten Fußes. Der Hohlfuß ist — wie zu erwarten — noch nicht kontrakt. Bei Belastung flacht sich die Längswölbung erkennbar ab, wie aus der Röntgenuntersuchung zu ersehen ist. PSR beiderseits abgeschwächt, ASR nicht auslösbar, ebenfalls Armreflexe nicht vorhanden. Hackengang nicht möglich. Die Oberflächensensibilität ist erhalten, Vibrationsempfinden an der linken Großzehe erloschen, an der rechten stark vermindert. Die Pupillen sind gleichweit, Blickrichtungsnystagmus beim Blick nach beiden Seiten. Beim Gehen fällt eine geringe Abweichung nach links auf. Von einer lokomotorischen Ataxie kann man noch nicht sprechen.

Mittelschweres Krankheitsbild.

46 Johanna G., 52 Jahre.
Von einigen Verwandten wurde sie für krank, von anderen für gesund gehalten. Als Kind konnte sie gut rennen, Ski laufen, später tanzen. Anfang der vierziger Jahre bekam sie mit zunehmender Korpulenz allmählich Gehbeschwerden, die Füße knickten oft nach außen um. In den nächsten Jahren ist sie öfter gestolpert. Von einer Erkrankung der Hände hat sie nichts gemerkt. — Es findet sich eine Atrophie des M. opponens pollicis, rechts deutlicher als links. Bajonettstellung der Finger. Keine sichere Atrophie der Unterarme. Mäßiger Hohlfuß beiderseits; deutlicher Steppergang; Hackengang nicht möglich. Die zunehmende Atrophie der Unterschenkelmuskulatur wird zum Teil durch Varizen überdeckt. PSR links etwas abgeschwächt, ASR beiderseits nicht auslösbar, Armreflexe nur angedeutet zu erhalten. Oberflächen- und Tiefensensibilität intakt.

Deutliches Krankheitsbild.

47 Johanne E., 38 Jahre, Maschinenstickerin.
Erste Gehbeschwerden mit 18 Jahren, als sie in Schuhen mit hohen Absätzen öfter umknickte. Mit 22 Jahren brach sie nach Ableistung von 4 Wochen Dienstverpflichtung körperlich zusammen. Sie hatte Schwierigkeiten, vom Arbeitsdienst befreit zu werden, weil sie für eine Simulantin gehalten wurde. Erst die Befürwortung des Hausarztes, der auch ihre kranke Mutter kannte, verhalf ihr zum Dispens. In den letzten Jahren deutliche Verschlechterung. Sie trägt keine orthopädischen Schuhe, weil diese zu schwer sind. — Atrophie der Handmuskeln und der Unterschenkelmuskulatur. Hohlfuß mittleren Grades. Hackengang nicht möglich, Zehengang nur mäßig. PSR beiderseits auslösbar, ASR erloschen. Oberflächen- und Tiefensensibilität intakt. Die Fingergelenke sind überstreckbar. Auffällig ist ein langsamer grobschlägiger Horizontalnystagmus beim Blick zur Seite. Bei Kälte werden die Hände ungeschickt und kraftlos (Näheres siehe im Kapitel über die Kältelähmung).

Ausgeprägtes Krankheitsbild.

48 Hans E., 35 Jahre, Elektroingenieur.
Schon mit 8 Jahren ist er öfter hingefallen, konnte aber damals noch gut rennen. Infolge Hohlfußbildung ist er mit 14 Jahren öfter umgeknickt. Drei Jahre später wurde an beiden Fußsohlen eine Sehnenverpflanzung vorgenommen, die Erleichterung brachte. Nach einer großen Überanstrengung während der Rekrutenzeit im 19. Lebensjahr völliges Versagen des linken Fußes. Es trat ein deutlicher Spreizfuß auf. Die Beschwerden besserten sich zwar etwas, ein Schaden blieb jedoch zurück. Seit 5 Jahren werden die Unterschenkel auffallend dünner. Seit dieser Zeit fällt ihm auch auf, daß die Hände bei Kälte ungeschickt werden und bei starker Kälte kaum noch zu bewegen sind. Seit vielen Jahren werden orthopädische Schuhe getragen. — Rechts mehr als links Affenhandstellung durch schwere Opponensatrophie. Verschmächtigung der Unterschenkel; ausgeprägter Hohlfuß. Hackengang nicht möglich. Sämtliche Bein- und Armsehnenreflexe fehlen. Oberflächen- und Tiefensensibilität intakt.

Schweres Krankheitsbild.

49 Heinrich R., 51 Jahre, Bürstenzurichter und Steinbrucharbeiter gewesen, jetzt Invalidenrentner. Bereits in der Schulzeit hatte er keinen festen Stand, knickte öfter um, konnte nicht schwer tragen. Mit 20 Jahren wurden die Beschwerden bei weiten Gängen deutlicher. Zu dieser Zeit konnte er noch gut Geige spielen, jetzt kann er den Geigenbogen nicht mehr richtig halten. Mit 20 Jahren war er wegen manischdepressiven Irreseins erstmals in der Anstalt. — Affenhandstellung, rechts stärker als links. Storchenbeine; mittelgradiger Hohlfuß, Hackengang unmöglich. PSR beiderseits stark abgeschwächt; ASR beiderseits erloschen. Keine Störung der Oberflächensensibilität. Vibrationsempfinden an Beinen und Händen herabgesetzt (rechts mehr als links). Auffallend schwache Behaarung an Rumpf und Extremitäten. Rundrücken. — Manisch-depressives Irresein.

Deutliches Krankheitsbild.

50 Gerhard F., 40 Jahre, Angestellter (Akademiker).

Als Schuljunge ist er Sieger im Dreikampf gewesen. Mit 12 Jahren Kältegefühl in den Füßen, weniger auch in den Händen. Mit 15 Jahren wurden die Hände so ungeschickt, daß er die Knöpfe nicht mehr schließen konnte. Mit 16 Jahren zunehmende Beinschwäche. Mit 24 Jahren Keilosteotomie am linken Fußrücken und Achillessehnenverlängerung. Die Außenkante der Schuhe ist stets auffallend abgetreten. Morgens ist die Geschicklichkeit schlecht. Nach 1 Stunde kann er besser schreiben. Im Winter hat er auffallend warme Hände, so daß er seltener Handschuhe zu tragen braucht als Gesunde. Wenn die Hände aber einmal sehr kalt werden, sind sie kraftlos. Das kommt jedoch selten vor (Weiteres im Kapitel über die Kältelähmung). — Extreme Atrophie der kleinen Handmuskeln, besonders des M. opponens pollicis und der Interossei; beginnende Krallenhandstellung mit Überstreckung der Grundgelenke (Abb. 27). Die Beine konnte ich nicht untersuchen. Hackengang ist jedenfalls unmöglich. Sensibilität an den Händen intakt.

Schweres Krankheitsbild.

51 Harry V., gestorben mit 12 Jahren.

Er hatte die sicheren Zeichen der neuralen Muskelatrophie.

52 Manfred E., 11 Jahre.

Bereits mit 3 Jahren soll er „gestiegen" sein, also die Knie angehoben haben. Beim Rennen ist er behindert. — Erhebliche Atrophie der Daumenballenmuskulatur. Beiderseits mittlerer Hohlfuß. Hackengang kaum ausführbar, Zehengang gut. PSR links abgeschwächt, rechts erloschen. ASR beiderseits nicht auslösbar. Armreflexe erhalten. Diadochokinese rechts mäßig, am linken Unterarm deutlich gestört; er ist Linkshänder. Oberflächensensibilität intakt. Vibrationsempfinden an den Zehen etwas herabgesetzt. Ausgeprägte Sandalenlücke beiderseits. Auffallend große Ohren. Stellungskorrektur der Zähne war erforderlich. Linke Pupille verzogen.

Deutliches Krankheitsbild.

53 Ruth O., 23 Jahre, Hausfrau.

Keine erkennbaren Atrophien, kein Hohlfuß. Hackengang jedoch nur angedeutet möglich. PSR beiderseits normal, ASR beiderseits selbst bei Anwendung des Jendrassikschen Handgriffs nicht auslösbar. Oberflächen- und Tiefensensibilität intakt.

Abortives Krankheitsbild wahrscheinlich.

54 Gerda A., 43 Jahre, Abteilungsleiterin.

Noch keine sicheren Atrophien, jedoch beiderseits hoher Spann. Hackengang schlecht ausführbar. ASR abgeschwächt.

Abortives Krankheitsbild anzunehmen.

55 Anni G., 27 Jahre.

Mit 13 Jahren Gelbsucht. Einige Wochen später stürzte sie vom Barren. ½ Jahr später fiel sie vom Fahrrad, weil sie unsicher war. Bald folgten psychische Veränderungen (Zanksucht, Schreckhaftigkeit). In dieser Zeit entwickelte sich ein Zittern, das in der linken Hand begann, dann aber den ganzen Körper ergriff. Bald darauf Herunterhängen der Fußspitzen, zunehmende Unsicherheit beim Gehen. Im 17. Lebensjahr Gewichtsabnahme, allgemeine Verschlechterung; mußte von nun an von zwei Personen beim Gehen gestützt werden. Anläßlich einer stationären Beobachtung in einer Nervenabteilung wurde der lumbale Liquor untersucht und blande gefunden.

Leichte Handmuskelatrophie. Angedeutete Verschmächtigung der Unterschenkel; Hohlfußbildung, rechts stärker als links. Hackengang nicht möglich, Zehenstand gut ausführbar. Adiadochokinese am linken, Dysdiadochokinese am rechten Arm. PSR beiderseits normal auslösbar, ASR beiderseits erloschen. Oberflächensensibilität intakt. Pallanästhesie an der rechten Großzehe. Wie Kranke mit deutlichen Atrophien hat sie auch periphere Durchblutungsstörungen, besonders an den Füßen.

Soweit stimmt der bei ihr erhobene Befund mit dem bei anderen Kranken ihrer Sippe überein. Das Besondere bei dieser Kranken ist ein grobschlägiger Tremor des Kopfes, weniger der Hände, der im Affekt zunimmt. Bei Prüfung der Intention ist er am linken Arm stärker als am rechten. Beim Versuch zu gehen, ergreift der Tremor den ganzen Körper. Es besteht keine Standataxie. Beim Gehversuch wird sie jedoch so unsicher, daß sie sich festhalten muß (Abb. 41). Das Gehen ist daher nur mit Begleitung möglich. Durch diesen allgemeinen Tremor erscheint die Sprache leicht skandierend. Während einer mehrwöchigen stationären Behandlung haben wir versucht, durch Eunarcon-Kurznarkose den Tremor zu mildern. Beim Erwachen war er jedoch sogleich wieder in alter Stärke vorhanden.

Deutliches Krankheitsbild der neuralen Muskelatrophie. Lokomotorische Ataxie, Tremor.

56 Eberhard U., 25 Jahre.

Ist bereits oben ausführlich beschrieben worden.

57 Günter C., 25 Jahre.

Propositus, wurde als erster beschrieben.

58 Annerose F., 23 Jahre, Angestellte.

Atrophien nicht erkennbar; beiderseits beginnender Hohlfuß. Hackengang unvollkommen und nicht lange möglich; bei mechanischer Prüfung Peronaeusschwäche beiderseits. PSR beiderseits abgeschwächt, ASR nicht auslösbar.

Zur Zeit Abortivfall.

59 Claus C., 19 Jahre.

Bruder des Propositus, wurde oben beschrieben.

60 Joachim R., 18 Jahre, Rundfunkmechaniker.

Mit 2 Jahren konnte er nicht mehr Treppen steigen, was er vorher schon fertig gebracht hatte. Es wurde Verdacht auf Poliomyelitis geäußert. Allmähliche Besserung, er fiel jedoch oft hin. Der Orthopäde verordnete vom 7. Lebensjahr an Einlagen und Fußübungen wegen Senkfußes. Zwischen dem 10. und 14. Lebensjahr entwickelten sich Hohlfüße, rechts stärker als links. Bei längerem Laufen ermüdet der rechte Fuß schneller. Seit der Ausbildung der Hohlfüße knickt er öfter um. In letzter Zeit öfter beiderseits Wadenkrämpfe. — Beginnende Thenaratrophie. Ausgeprägter Klauenhohlfuß rechts (Abb. 12 u. 13), geringere Hohlfußbildung links. Hackengang nicht möglich. PSR links nicht auslösbar, rechts nur angedeutet. ASR beiderseits nicht erhältlich. Außer schwach auslösbarem Radiusperiostreflex sind die Armsehnenreflexe erloschen. Oberflächen- und Tiefensensibilität intakt.

Deutliches Krankheitsbild.

61 Ursula R., 17 Jahre, Apothekenhelferlehrling.

Mit 13 Jahren hat sie sich den rechten Fuß verstaucht, und seitdem ist der äußere Knöchel etwas geschwollen. — Keine sichere Atrophie der Thenares, doch überwiegen die Flexoren am rechten Daumen etwas. Mittlerer Hohlfuß mit leichter Varusstellung beiderseits, links deutlicher als rechts. Hackengang beiderseits, besonders links, ungenügend. PSR rechts normal auslösbar, links abgeschwächt. ASR beiderseits erloschen. Oberflächen- und Tiefensensibilität intakt.

Zur Zeit Abortivfall.

Sohn von *43* Wolfgang S., 10 Jahre.

Bei der ersten Untersuchung vor 1 ½ Jahren fanden sich keine sicheren Krankheitszeichen, bei der Wiederholungsuntersuchung jedoch deutlich hoher Spann beiderseits, Beinreflexe abgeschwächt, Armreflexe gut auslösbar. Hackengang möglich. Keine sicheren Atrophien.

Verdacht auf initiales Krankheitsbild.

62 Andreas J., fast 8 Jahre alt.

Mäßige Atrophie der Daumenballen, mittelgradige Hohlfußbildung beiderseits Parese des M. opponens pollicis. Hackengang nur schlecht möglich. Bei Belastung zeigt das Röntgenbild eine Abflachung des Längsgewölbes des linken Fußes gegenüber der Ruhestellung. Armreflexe nicht auslösbar. PSR beiderseits stark abgeschwächt; ASR beiderseits nicht zu erhalten. Oberflächen- und Tiefensensibilität intakt. Pupillenreaktion normal, feinschlägiger horizontaler Dauernystagmus beim Blick nach beiden Seiten. Bei der Nachuntersuchung nach einigen Monaten nur einzelne unregelmäßige Endstellzuckungen. Sandalenlücke beiderseits.

Krankheitsbild im Anfangsstadium.

Tochter von *44* Marion J., 4 Jahre.

Arm- und Beinreflexe abgeschwächt; deutlicher Senkfuß beiderseits.

Noch kein verwertbarer Krankheitsbefund, es besteht jedoch Verdacht auf neurale Muskelatrophie im Anfangsstadium.

Tochter von *45* Kirsten Q., 5 Jahre.
Bei der ersten Untersuchung vor 1 ½ Jahren lebhafte ASR. Jetzt ASR beiderseits abgeschwächt; PSR fast noch stärker abgeschwächt. Hoher Spann beiderseits. Hackengang möglich.
Wahrscheinlich initiales Krankheitsbild.

63 Günter G., 19 Jahre, Polsterergeselle.
Mit ungefähr 10 Jahren ist er erstmals mit den Füßen umgeknickt, meist links. Von seiner ganzen Klasse konnte er am schlechtesten rennen. Das Gehen ist besonders auf unebener Straße erschwert. Mit 18 Jahren versagten ihm die Beine den Dienst bei einer größeren Geländeübung. Es blieb offenbar keine Dauerschädigung zurück. Eine Erkrankung der Hände hat er nicht bemerkt. – Keine sicheren Atrophien an den Händen. Mäßige Verschmächtigung der unteren Drittel der Unterschenkel. Mittelstarker Hohlfuß beiderseits. Beim Versuch, auf den Hacken zu stehen, werden nur die Großzehen dorsalflektiert. Hackengang kommt nicht zustande. Mit Jendrassikschem Handgriff sind die PSR auslösbar, die ASR nicht. Oberflächen- und Tiefensensibilität intakt.
Zur Zeit mittelschweres Krankheitsbild.

Tochter von *53* Ulla O., 4 Jahre alt.
Soweit bei dem Kind zu beurteilen ist, besteht ein angedeuteter hoher Spann beiderseits, keine sicheren Atrophien an Händen oder Unterschenkeln. Hackengang möglich. PSR seitengleich normal auslösbar. Bei Prüfung der ASR ist nur mit Jendrassikschem Handgriff gelegentlich eine Zuckung zu erhalten. Oberflächen- und Tiefensensibilität intakt.
Vermutlich initiales Krankheitsbild.

3. Wegen der Differentialdiagnose erwähnenswerte Sippenangehörige ohne neurale Muskelatrophie

Sohn von *38* Joachim K., 29 Jahre, Tierhaarzurichter.
Keine Beschwerden. Keine Atrophien, Senkfuß beiderseits, Hackengang tadellos, physiologische Reflexe seitengleich auslösbar, Sensibilität intakt. In der ganzen Sippe ist kein einziger kranker Mann bekannt, der sich mit 29 Jahren noch völlig gesund fühlte; in diesem Fall konnte sogar die neurologische Untersuchung nicht einmal Mikrosymptome aufdecken, die als Initialerscheinungen in Betracht kämen; daher ist dieser Mann so gut wie sicher phänotypisch merkmalsfrei. Diese Feststellung hat Bedeutung für die differentialdiagnostischen Erwägungen bei seinem Sohn Michael, dessen Krankheitsbild nachfolgend geschildert wird.

Sohn von Joachim K., Enkel von *38* Michael K., 9 Jahre alt.
Ich sah den Jungen mehrmals und hatte Gelegenheit, ihn zweimal im Abstand von 2 Jahren eingehend zu untersuchen. Bei der ersten Untersuchung war er 8 Jahre, bei der zweiten fast 10 Jahre alt.
Er ist schmächtig, etwas blaß, kontaktarm, ein wenig mißtrauisch. Er geht steif, trägt orthopädische hohe Schuhe. Es finden sich an beiden Füßen mehrere reizlos verheilte Operationsnarben. Beiderseits annähernd symmetrische, nach distal zunehmende Atrophie der Unterschenkel, wobei auffällt, daß die Waden viel stärker reduziert sind (Abb. 6) als bei den am schwersten betroffenen Sippenangehörigen selbst im hohen Alter (Abb. 7); fixierter Hohlfuß, Zehengang leidlich möglich, Hackengang wegen der Bewegungseinschränkung der Fußgelenke und der Hohlfußbildung nicht möglich. PSR etwa seitengleich normal, ASR links eben angedeutet, rechts nicht auslösbar. Babinski links positiv, rechts fraglich. Oberflächen- und Tiefensensibilität intakt. Beide Schulterblätter stehen ab. Der rechte Arm ist etwas verschmächtigt, Handkraft rechts herabgesetzt, Dysdiadochokinese rechts. Das Opponieren des Daumens ist beiderseits etwa normal möglich. Die Kraft beim Strecken von Hand und Fingern ist rechts deutlich schwächer, beim Faustschluß weicht die Hand nach ulnar ab.
Ohne Kenntnis der genauen Familienvorgeschichte sowie seiner eigenen Anamnese könnte man prima vista ohne weiteres annehmen, daß es sich bei dem Jungen um eine neurale Muskelatrophie besonders schweren Grades handelt. Aber schon die Analyse des neurologischen Befundes bei Kenntnis der Symptomatik der Kranken dieser Sippe läßt ernste Zweifel an der Zugehörigkeit des Jungen zur Gruppe der Kranken aufkommen: Pyramidenzeichen an den Beinen, Mitbeteiligung der Schultermuskulatur, die intakte Opposition des Daumens bei deutlicher Atrophie des rechten Armes sind die wichtigsten Symptome, die gegen eine neurale Muskelatrophie sprechen. Die nächste Verwandtschaft war geteilter Meinung. Die einen meinten, es handelte sich um eine besonders schwere Form der Familienkrankheit, da schon bei der Geburt die Füße verunstaltet waren. Diese Befürchtung hatte zur Folge, daß in einigen kranken Familien

eine strikte Geburtenregelung durchgeführt wurde. Andere sagten, das Kind sei im Mutterleib geschädigt worden, weil die Mutter sich während der vorehelichen Schwangerschaft so stark geschnürt habe, daß man ihr bis kurz vor der Niederkunft die Schwangerschaft nicht ansah. Auch die von Mutter und Großmutter erhobene Anamnese spricht für eine exogene Schädigung: es wird bestätigt, daß die Mutter des Jungen bis zuletzt durch sehr starke Schnürung des Leibes ihre Schwangerschaft verbergen wollte. Die Geburt in doppelseitiger Fuß-Steiß-Lage war schwierig. Wegen beiderseitigen Klumpfußes mußte der Junge nach operativer Korrektur lange in Gips liegen; später sind die Sprunggelenke versteift worden. Die Schädigung des rechten Armes besteht auch schon seit der Geburt.

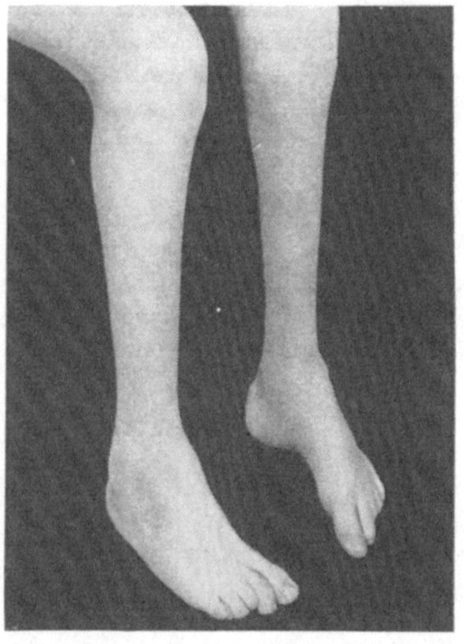

Abb. 6. Enkel von *38*: zur Zeit der Aufnahme 8jähriger Junge, bei dem durch perinatale Schädigungen und spätere Klumpfußoperation das Krankheitsbild einer neuralen Muskelatrophie vorgetäuscht wird.

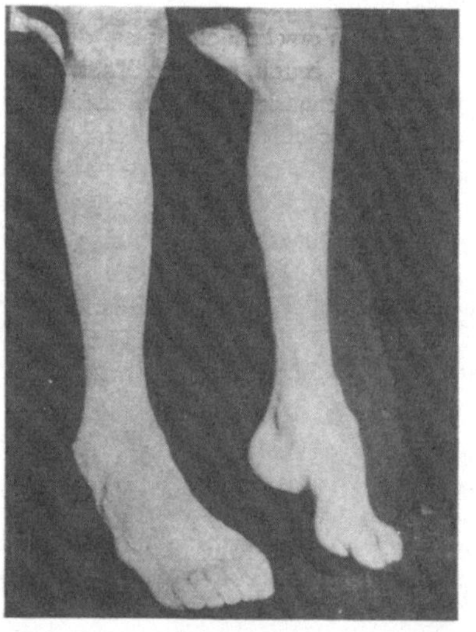

Abb. 7. Zum Vergleich *28*: 60jähriger Mann mit dem Vollbild der neuralen Muskelatrophie. Die Gegenüberstellung mit Abb. 6 zeigt, daß bei dem schwerkranken Mann die Wadenmuskulatur immerhin noch etwas erhalten ist.

Zusammenfassend ist zu sagen: Nach Anamnese und Befund handelt es sich um ein schweres Geburtstrauma, vielleicht schon um eine intrauterine Schädigung sowie eine operative Korrektur der Klumpfüße. Die rechtsseitige Armatrophie infolge einer traumatischen unteren Plexuslähmung sowie Fußdeformierungen täuschen in der Familie mit hereditärer neuraler Muskelatrophie die Familienkrankheit vor. Es handelt sich jedoch um eine Phänokopie.

d) Deformierungen des Fußskeletts als Folge der neuralen Muskelatrophie

Im Vordergrund der Beschwerden steht fraglos die Deformierung des Fußes, die eine erhebliche Stand- und Gangunsicherheit bewirkt. Bevor die verschiedenen Symptome erörtert werden, soll eine Deutung der Entstehung des Hohlfußes und des kombinierten Hohl- und Klumpfußes bei der neuralen Muskelatrophie gegeben werden. Es sind verschiedene Deutungsversuche der Hohlfußentstehung aufgestellt worden, die sich teilweise stark widersprechen. Für diese Krankheit scheint folgender Gedankengang — in Anlehnung an Hackenbroch — am zutreffendsten zu sein:

Am Anfang der Erkrankung steht die Atrophie und Parese der Fußheber infolge degenerativer Veränderungen ihrer motorischen Nerven. Vor allem ist zuerst der M. tibialis anterior betroffen. Das kann man aus der Beobachtung schließen, daß zu einer Zeit, da der Hackengang praktisch nicht mehr möglich ist, M. extensor hallucis longus und M. extensor digitorum longus noch einigermaßen intakt sind (Abb. 8). Zehenstrecker und Mm. peronaei fallen offenbar erst danach aus. Da der *Triceps surae* anfänglich nur wenig betroffen ist, gewinnt er das *Übergewicht*, so daß eine Störung des Gleichgewichts zwischen Dorsal- und Plantarflexoren

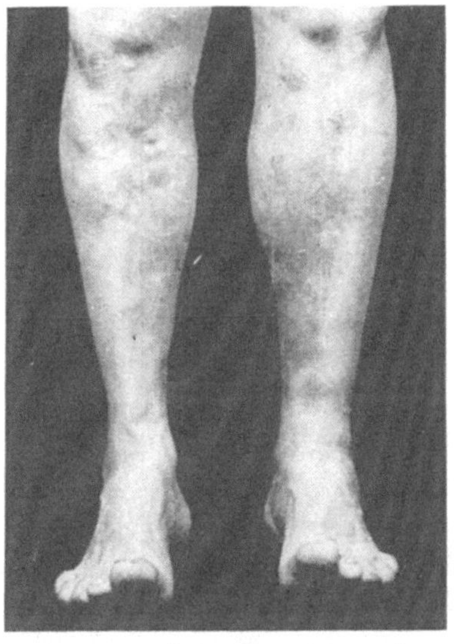

Abb. 8. *34*: Beim Versuch, auf den Hacken zu stehen, werden nur die Zehen etwas dorsalflektiert.

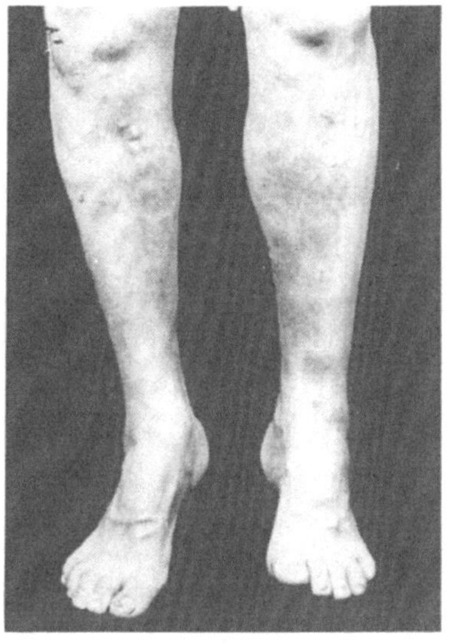

Abb. 9. *34*: Der Zehenstand ist unbehindert. Dabei dreht sich der schwerer betroffene linke Fuß in leichte Varusstellung.

die Folge ist. Während die vermehrte Plantarflexion des Calcaneus zunächst noch durch die beiden Zehenstrecker kompensiert wird, kommt es schon zeitig zu einer *Supination* des *Calcaneus*, da das Tuber calcanei medial von der sagittalen Längsachse des Fußes liegt. Es zeigt sich dann beim herunterhängenden Fuß eine beginnende Varusstellung. Deutlich kommt die Varuskomponente zum Vorschein, wenn der übergewichtige Trizeps surae den Calcaneus

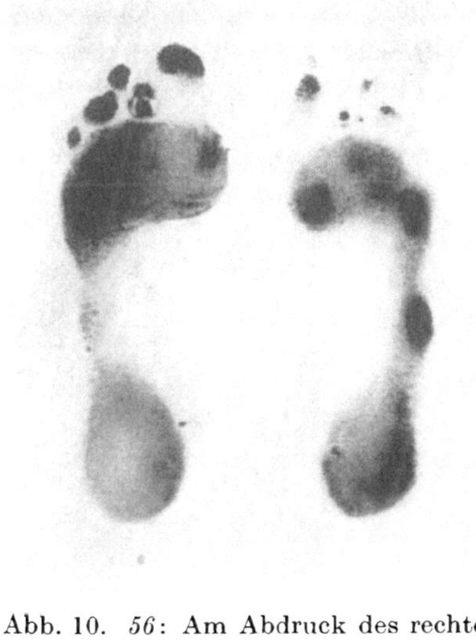

Abb. 10. *56*: Am Abdruck des rechten Fußes erkennt man die prominente Tuberositas des Metatarsale V.

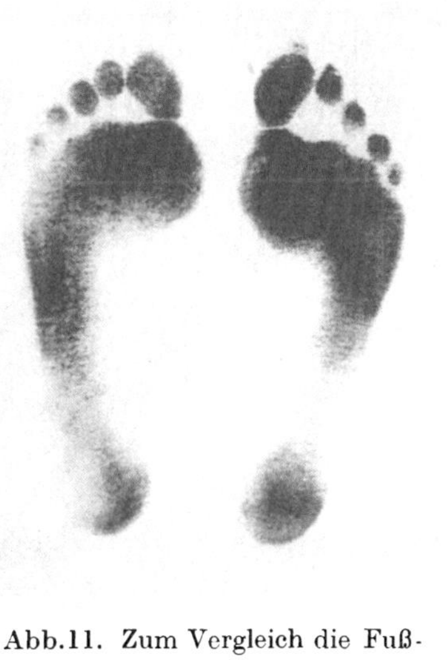

Abb. 11. Zum Vergleich die Fußabdrücke eines gesunden Mannes.

verkantet (Abb. 9). Beim Stand wird die laterale Fußkante stärker belastet, so daß sich im Fußabdruck die Tuberositas des Os metatarsale V stark markiert (Abb. 10).

Im Anfangsstadium der Muskelatrophie kommen die Parese sowie die beginnende Hohlfußbildung am deutlichsten am herabhängenden Fuß zum Vorschein, besonders beim Überschlagen der Beine im Sitzen, während das Röntgenbild anfänglich noch keinen pathologischen

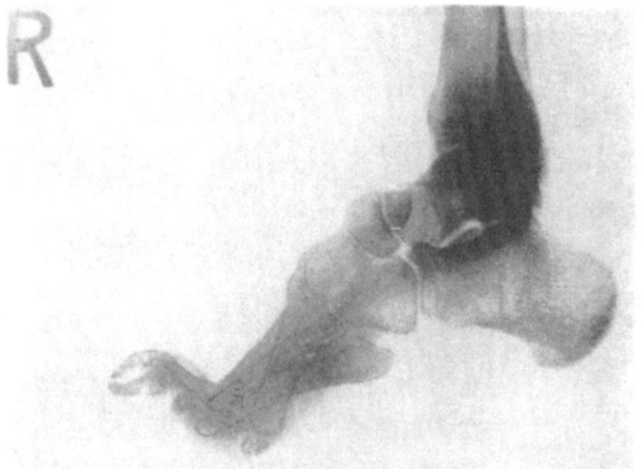

Abb. 12. *60*: Deutlicher Hohlfuß mit Pronation der subtalaren Fußplatte. Metatarsale I in Steilstellung. Zur Verdeutlichung sind die wichtigsten Knochenlinien nachgezogen.

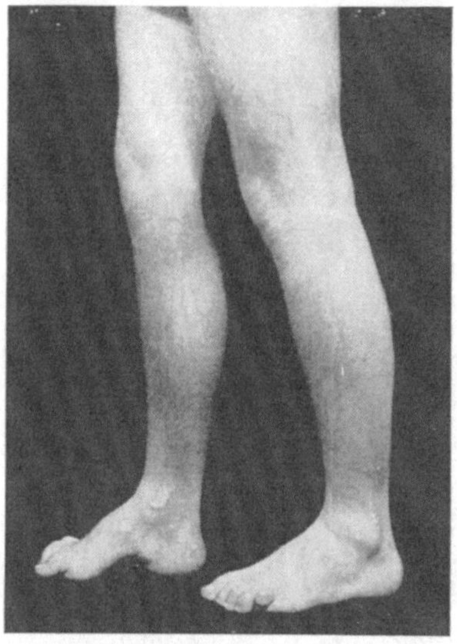

Abb. 13. Die Beine desselben Kranken. Auffällig ist der asymmetrische Befall, der gelegentlich im Beginn der Erkrankung beobachtet wird.

Befund zeigt. Da der Fuß zum Stand und Gang eine dreifache Stütze braucht, nämlich Ferse, ein laterales und ein mediales Mittelfußköpfchen, muß auf die Verkantung des Calcaneus eine *Pronation der subtalaren Fußplatte* folgen. Die Abknickung, die meist in der Chopartschen Gelenklinie erfolgt, ermöglicht dem ersten Metatarsalköpfchen wieder die Berührung mit dem Boden. Durch diese „Verwindung" des Fußes (Supination des Calcaneus und Pronation des Vorfußes s. Abb. 14) wird der innere Fußrand gehoben und damit der Anstoß zur *Hohlfußbildung* gegeben. Im Röntgenbild kennzeichnet sich die Pronation des Vorfußes durch

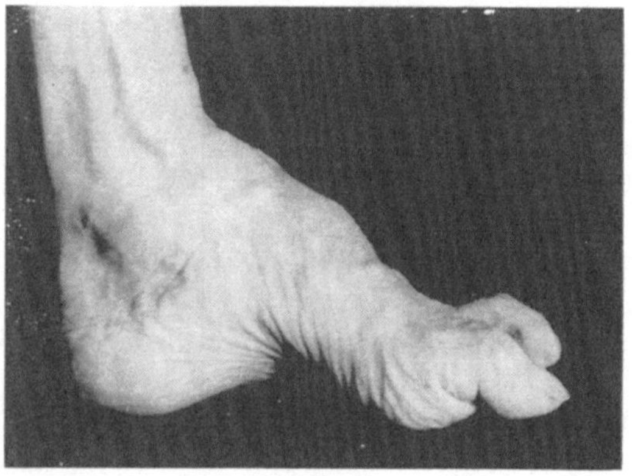

Abb. 14. *28*: Extrem stark „verwundener Fuß".

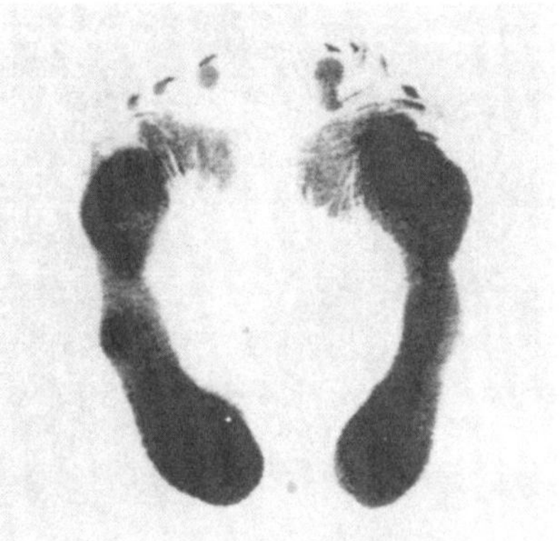

Abb. 15. *28*: Fußabdrücke desselben Kranken: Pes excavatus varus beiderseits.

eine Steilstellung von Metatarsale I (Abb. 12). Bald folgen die Dorsalflexion in den Zehengrundgelenken und die Flexion in den distalen Zehengelenken, die den Hohlfuß zum „Klauenhohlfuß" machen. Mit der Pronation des Vorfußes ist ein weitgehender Verlust der Querwölbung und damit eine Spreizstellung der Metatarsalia verbunden. Der 1. Mittelfußknochen wird nach medial gedreht, die Großzehe nach lateral. So kommt ein Hallux valgus zustande. Wenn im Frühstadium dieses Vorganges nicht durch orthopädisches Schuhwerk, physikalische Maßnahmen und notfalls Operation Sorge getragen wird, daß sich der Fuß nicht weiter in Varusstellung dreht, kommt es zur Klumpfußbildung. Abb. 15 zeigt die Abdrücke von vernachlässigten Füßen mit Tendenz zum Klumpfuß. Der extremste Fall von Klumpfuß in dieser Sippe ist eine 77jährige Frau, die sich seit Jahren nur noch durch Rutschen auf den Knien mühsam etwas im Zimmer bewegen kann (Abb. 16 u. 17).

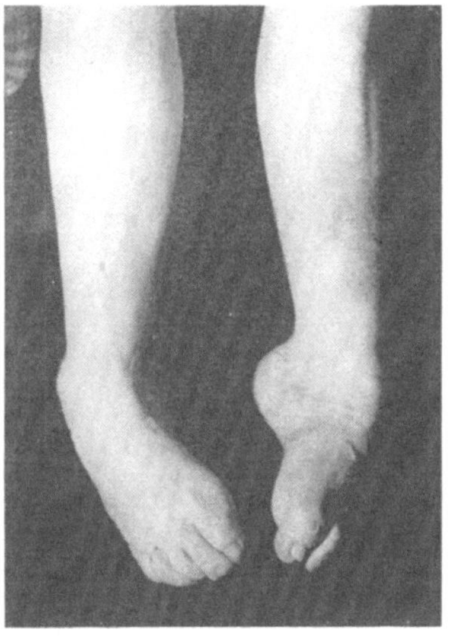

Abb. 16. *18*: Pes excavatus und equinovarus beiderseits bei einer 77jährigen Frau. Die Unterschenkelatrophie ist durch cardiale Ödeme überdeckt.

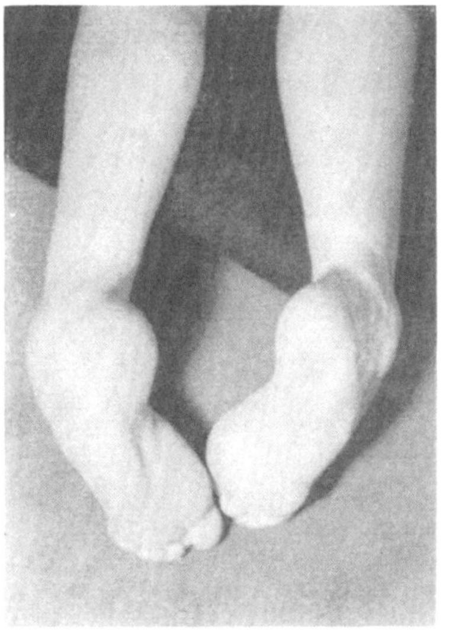

Abb. 17. *18*: Auf Knien rutschend muß sich die Kranke durch das Zimmer bewegen.

Einige interessante Gesichtspunkte ergeben sich aus der Untersuchung der Gangspuren. Nach dem Vorbild von HOHMANN wurden nach der Methode von MÖNKEMÖLLER und KAPLAN dünne festanliegende Trikotstrümpfe verwendet, die mit 10%iger Eisenschloridlösung getränkt wurden. Auf einem Papierläufer zeichneten sich zarte Spuren ab, die nach dem Trocknen durch Aufsprayen einer aus 2,5 Ammon-sulf.-cyanat, 10,0 Spiritus dilutus, ad 100,0 Äther bestehenden Lösung entwickelt wurden. Dadurch entstanden augenblicklich tiefbraune Spuren durch Rhodaneisenbildung. In Abb. 18 werden Gangspuren von 3 Kranken mit neuraler Muskelatrophie verschiedener Schweregrade mit den Spuren zweier gesunder Personen verglichen. Bei dem Patienten mit den noch relativ leichten Symptomen (a) fällt außer dem sich plump abzeichnenden Ballen und einer vermehrten Rundung des lateralen Fußrandes noch die kurze Schrittlänge auf, die auf eine gewisse Unsicherheit schließen läßt. An der Spur des Schwerkranken (b) fällt auf, daß er nicht „auf dem Strich" laufen kann, sondern taumelt, obgleich er an einer Hand geführt wird. Sein Fuß zeichnet sich durch eine ausgeprägte Schlaffheit aus, da die Muskulatur stark atrophiert ist. Stand und Gang sind daher sehr unsicher ohne Schuhe. Wie schon berichtet wurde, erlangt er einigermaßen Sicherheit durch Bandagieren und orthopädisches Schuhwerk. Auch in der Gangspur wird deutlich, daß der rechte Fuß eine Varuskomponente aufweist. Die Schrittlänge ist entsprechend der Unsicherheit auch hier kurz. Wie schon der oben wiedergegebene Fußabdruck unterscheidet sich auch die Gangspur des Schwerstkranken (c) von denen der anderen Patienten. Barfuß ist der Gang natürlich sehr unbeholfen. Er ist immerfort gezwungen, durch Ausgleichsbewegungen die Balance zu halten, und tritt deswegen auch im Stand öfter von einem Bein

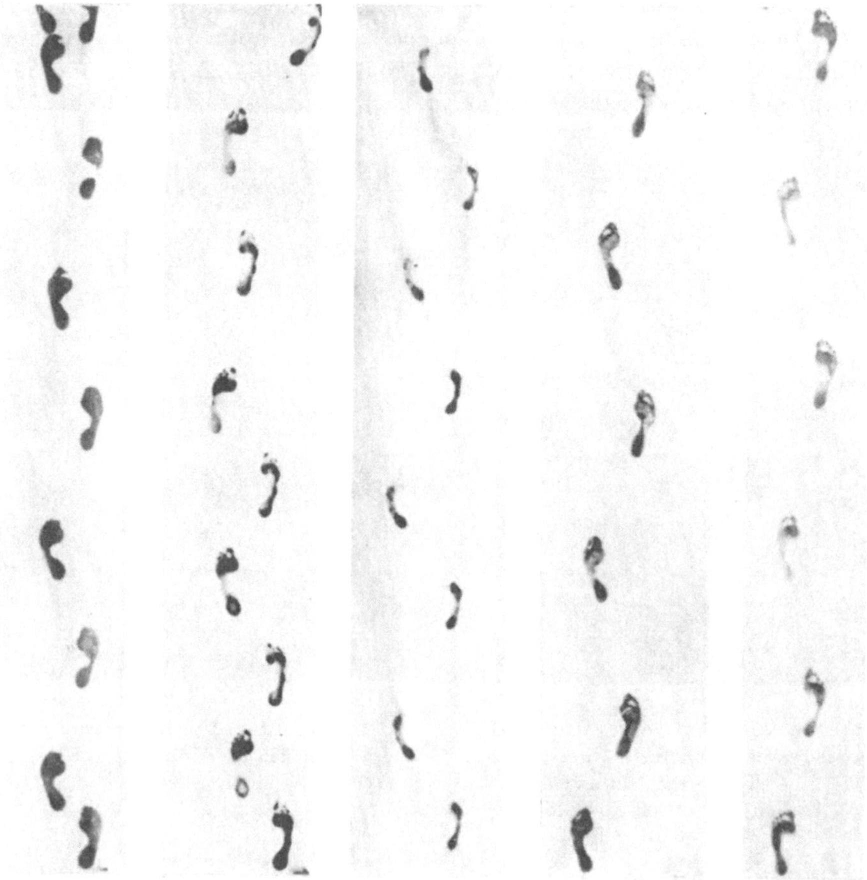

a b c d e

Abb. 18. Vergleich der Gangspuren von Kranken und Gesunden.

a) 20jähriger Kranker mit Ballenhohlfuß mittleren Grades (*63*);

b) 25jähriger Schwerkranker (*56*), der trotz Führung stark schwankt. Rechts mittelgradiger Hohlfuß mit Varuskomponente.

c) 60jähriger Schwerkranker (*28*) mit kontraktem Pes excavatus varus. Gang mit Unterstützung.

d), e) Gangspuren von Gesunden zum Vergleich.

auf das andere. Mit Unterstützung durch Handreichen gewinnt er dagegen eine bemerkenswerte Sicherheit und macht schnelle Schritte in ziemlich gerader Richtung. Dreierlei kommt ihm dabei zugute: Mit den Jahren ist sein Fuß in der Hohlfuß-Klumpfuß-Stellung zum Teil kontrakt geworden, so daß er nicht mehr nach außen umknicken kann. Zum anderen hat

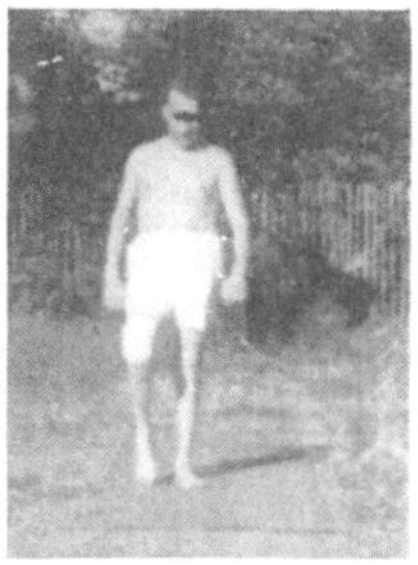

1

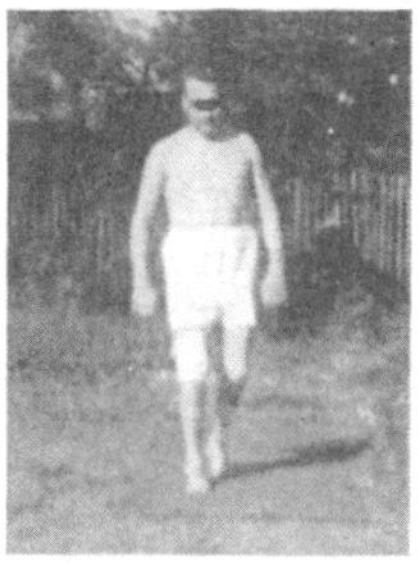

2

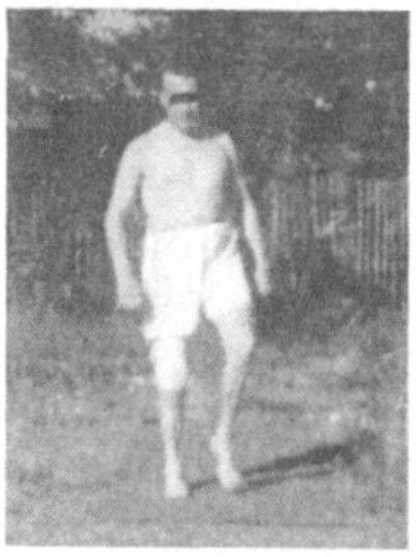

3

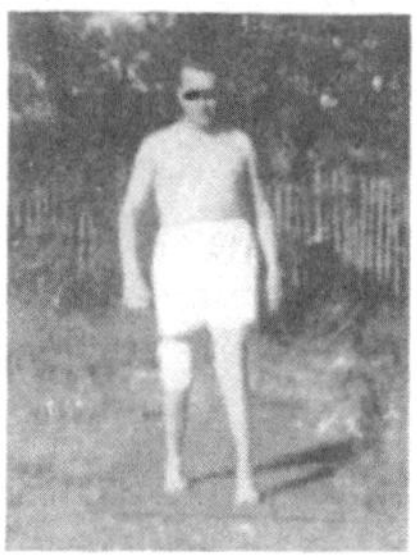

4

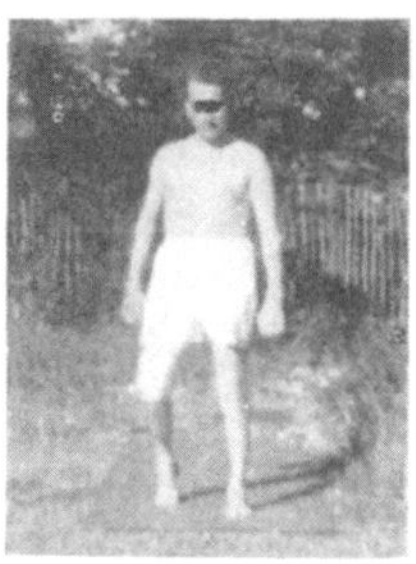

5

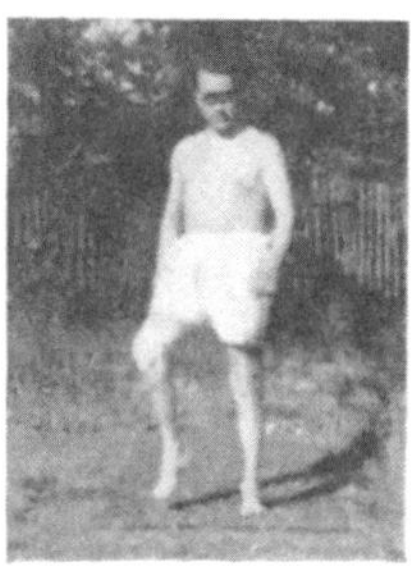

6

er sich eine breitere Spur angewöhnt, und drittens setzt er die Füße in einem größeren Winkel gegeneinander wie ein Eisläufer beim Abstoßen. Aus der Beobachtung seines Ganges erwächst die Frage, ob man bei fortgeschrittenen Krankheitsbildern nicht öfter als bisher zu Arthrodesen im Bereich des Fußskeletts raten sollte.

Den besten Einblick in die Bewegungsabläufe gibt der Zeitlupenfilm. In Abb. 19 wird eine Reihe von Bildern gezeigt, die im regelmäßigen Abstand von etwa $1/3$ Sekunde einem Filmstreifen entnommen sind. Man erkennt deutlich das Herunterhängen des Fußes durch die Fußheberschwäche (Nr. 3, 6, 12); infolgedessen muß das Knie angehoben werden, was dieser Gangart den Namen Steppergang eingebracht hat. Zeitweise werden die Füße breitspurig aufgesetzt (Nr. 4). Um das Knie nicht zu stark anheben zu müssen, wird gelegentlich zirkumduziert (Nr. 8). Bei schwierigen Bewegungen (hier Umwenden) muß der Patient auf den Weg achtgeben, damit er nicht stolpert (Nr. 7 bis 12). Durch den Steppergang wird der Gang schaukelnd, Becken und Schultergürtel schwanken hin und her. Wenn man bedenkt, daß dazu noch die Standunsicherheit des Fußes kommt, so kann man ermessen, welche Anforderungen an Konzentration und Kraftaufwand das Gehen an Schwerkranke stellt.

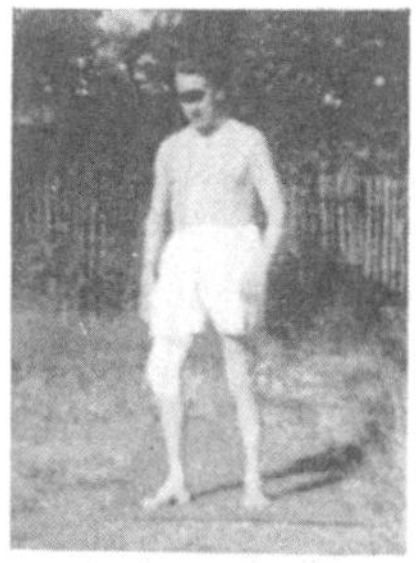

7

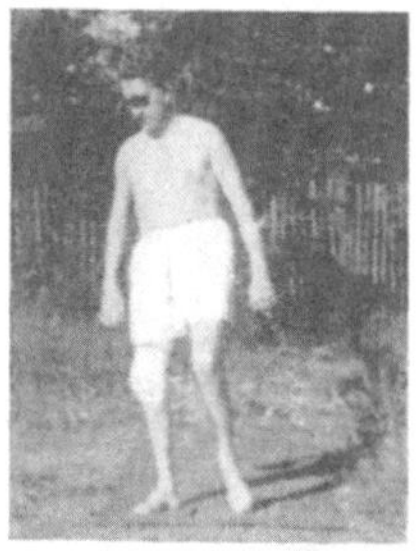

8

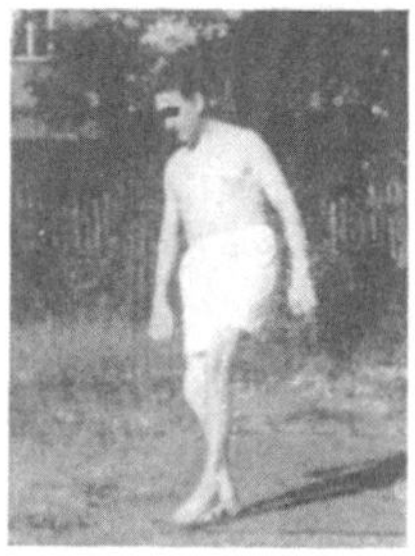

9

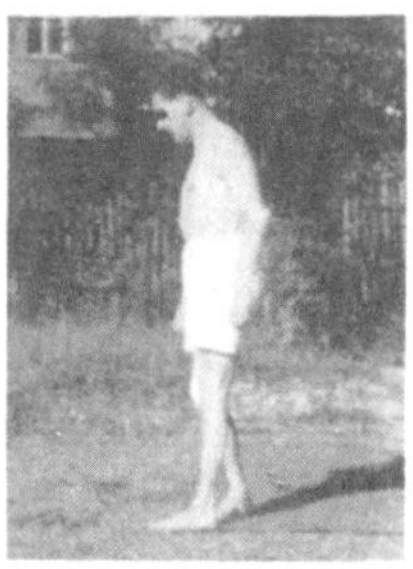

10

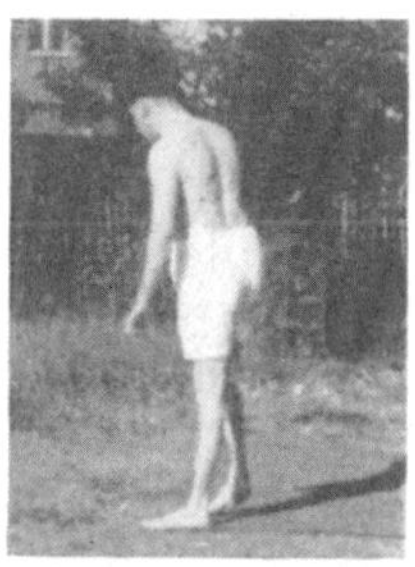

11

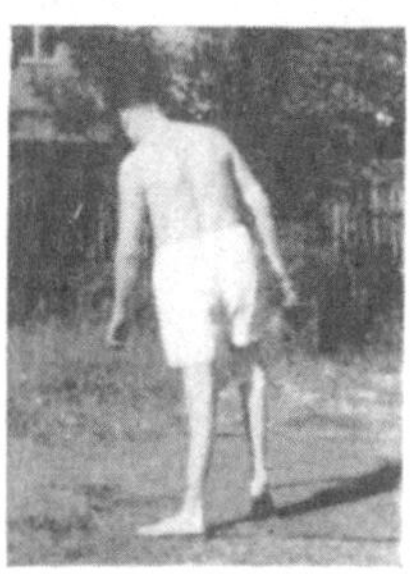

12

Abb. 19. Gangstudie bei Patient *56* mit dem Lauffilm. Das Intervall zwischen den einzelnen Bildern beträgt etwa $1/3$ Sekunde. Die 12 Bilder zeigen also den Gang innerhalb von fast 4 Sekunden.

e) Deformierungen der Hand

Nächst der Deformierung des Fußskeletts ist die Deformierung der Hände das führende Symptom, das ebenfalls erhebliche Beschwernis verursachen kann. Im Vordergrund steht nicht so sehr die Verformung des Skeletts der Hand als vielmehr die Veränderung des Muskelreliefs infolge der Atrophie; nur gelegentlich sind die Finger passiv nicht mehr frei beweglich, nämlich wenn durch eine jahrelange Haltungsanomalie Kapselschrumpfungen eingetreten sind.

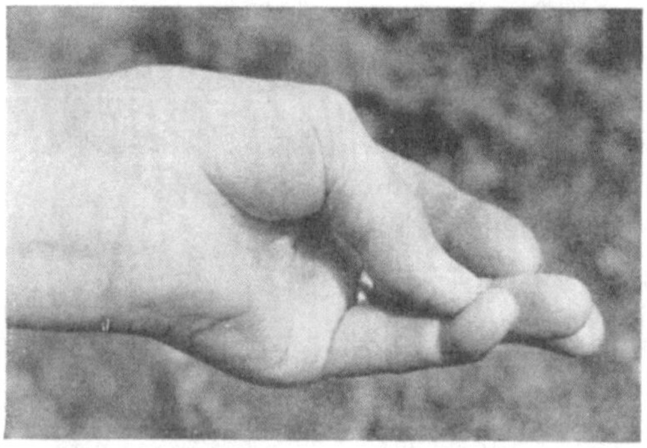

Abb. 20. *20*: Die Kuppen von Daumen und 5. Finger berühren sich nicht infolge Schwäche des M. opponens pollicis; vielmehr berührt die Daumenkuppe nur die Innenseite des kleinen Fingers.

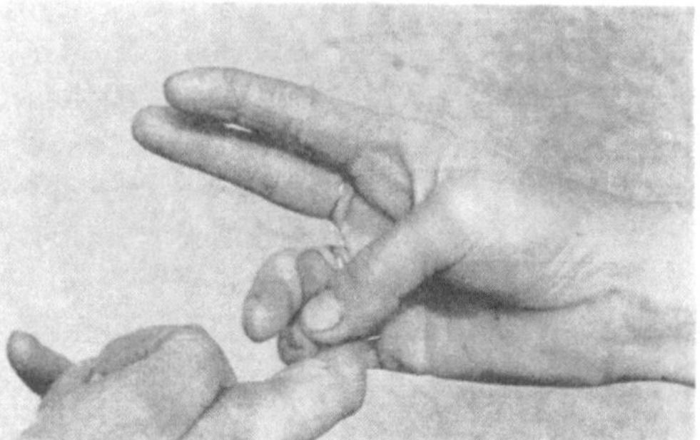

Abb. 21. *20*: An der Hand, die links im Bild nur halb dargestellt ist, erkennt man das Überwiegen von Adduktion und Flexion des Daumens bei Schwäche des M. opponens pollicis. Der Zeigefinger der anderen Hand (im Bild rechts) von *42* läßt eine leichte Überstreckung im mittleren und eine Beugung im distalen Fingergelenk sowie im Fingergrundgelenk erkennen, wie auch Abb. 30 bei einem anderen Kranken zeigt.

Bei der Untersuchung findet man als erstes Zeichen eine geringe Parese des M. opponens pollicis, selbst wenn seine Atrophie noch nicht erkennbar ist. In der Kasuistik wurde bereits bei zwei Frauen (*20* und *42*), die auf Grund des Erbganges in ihrer Familie mit Sicherheit als Überträger anzusprechen sind, auf eine solche minimale Parese aufmerksam gemacht. Man erkennt sie daran, daß die Kuppe des Daumens beim Opponieren nicht die Kuppe des 5. Fingers sondern die Innenseite seiner Endphalanx trifft (Abb. 20) und daß bei einer Kraftübung (Zug mit dem Zeigefinger) der Daumen adduziert und flektiert wird (Abb. 21). Bei fortgeschrittener Opponensatrophie wird das Überwiegen der Daumenflexoren recht deutlich (Abb. 22). Schließlich findet man an der Stelle der Eminentia des Thenar eine Grube (Abb. 23).

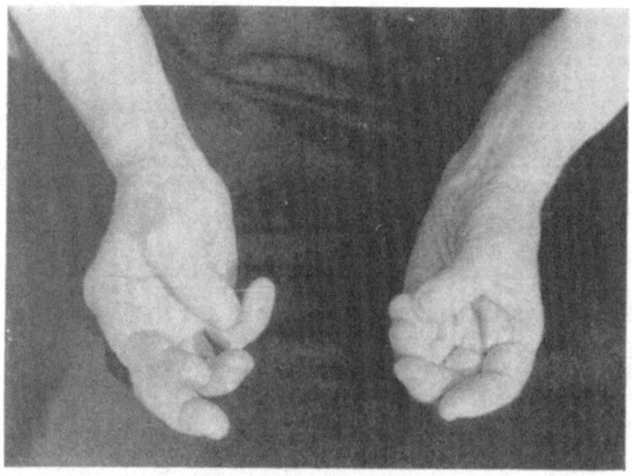

Abb. 22. *35*: Bei fortgeschrittener Atrophie des M. opponens pollicis berührt die Daumenkuppe die Innenseite des 5. Fingers in Höhe der Mittelphalanx.

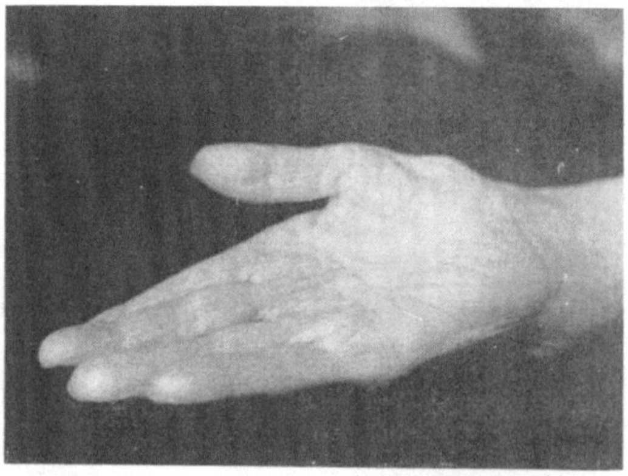

Abb. 23. *22*: Durch extreme Atrophie des M. opponens pollicis ist eine Grube im Thenar entstanden.

Wenn die Thenaratrophie zunimmt, erkennt man eine „Eckigkeit" der Daumengrundgelenke (Abb. 24). Sie kommt dadurch zustande, daß der M. opponens pollicis atrophiert und das Os metacarpale I nach radial absinkt. Während der M. flexor pollicis longus, der die Daumenendphalanx beugt, offenbar auch frühzeitig geschädigt ist, bleibt der M. flexor pollicis brevis länger funktionstüchtig. So kommt es zur Beugung der Daumengrundphalanx bei gestrecktem Endglied. Schreitet die Thenaratrophie fort und gesellt sich eine Atrophie des Hypothenar hinzu, so wird die Hand flach wie ein Brett. Der Daumen liegt dann dem Metacarpale II seitlich an, was dieser Handform den Namen „Affenhand" eingetragen hat (Abb. 24). Gleichzeitig atrophieren die Mm. interossei und lumbricales, und es entstehen tiefe Rinnen zwischen den Mittelhandknochen (Abb. 25), dorsal deutlicher als volar.

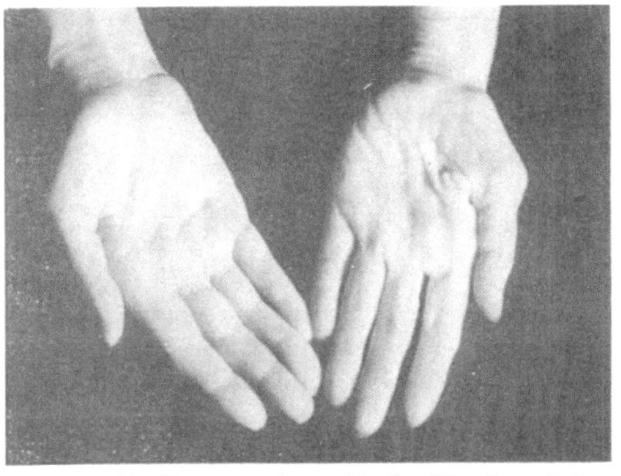

Abb. 24. *18*: Extreme Atrophie der Handmuskeln bis zur brettförmigen Abflachung: sogenannte „Affenhand".

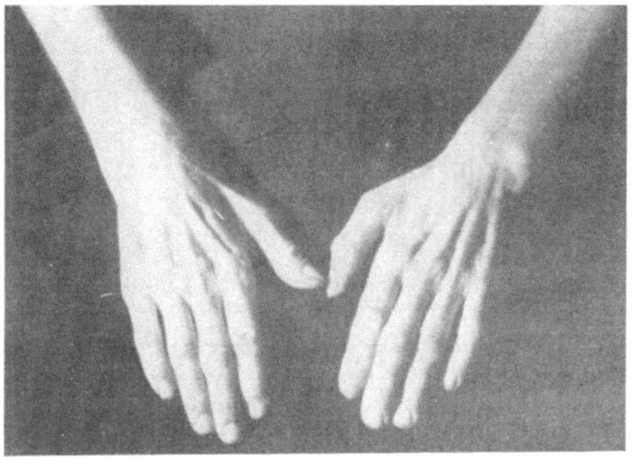

Abb. 25. *30*: Ausgeprägte Atrophie der Mm. interossei.

Wenn die Hand zur Faust geschlossen wird, stehen die Fingergrundgelenke „knorrig" heraus, eine Beobachtung, die auch in den Berichten über Kranke in den früheren Generationen mehrfach in dieser Sippe auftauchte und wonach man auf alten Fotografien die Krankheit vermuten kann. Durch ein Überwiegen des M. extensor digitorum communis werden die proximalen Phalangen gestreckt und mit der Zeit überstreckt, während die Mittel- und Endphalangen infolge der Atrophie der kleinen Handmuskeln nicht mehr völlig gestreckt werden können (Abb. 26). Eine ganz ähnliche Fingerhaltung bildet auch Dawidenkow (1954) ab. Das Endstadium ist die Krallenhand (Abb. 27).

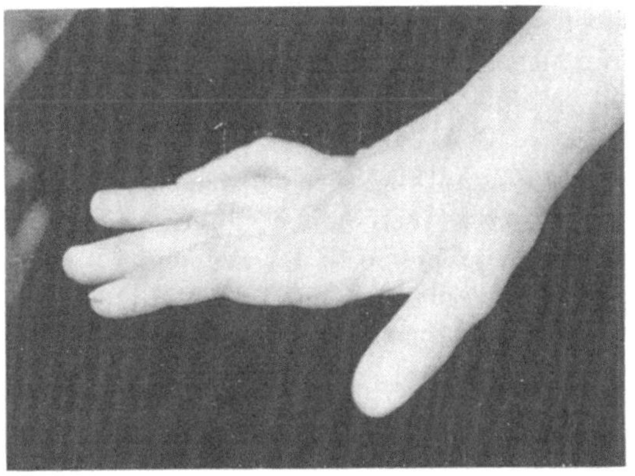

Abb. 26. *35*: Beginnende Überstreckung der Finger im Grundgelenk und Beugung in den distalen Gelenken, besonders deutlich am 2. und 5. Finger.

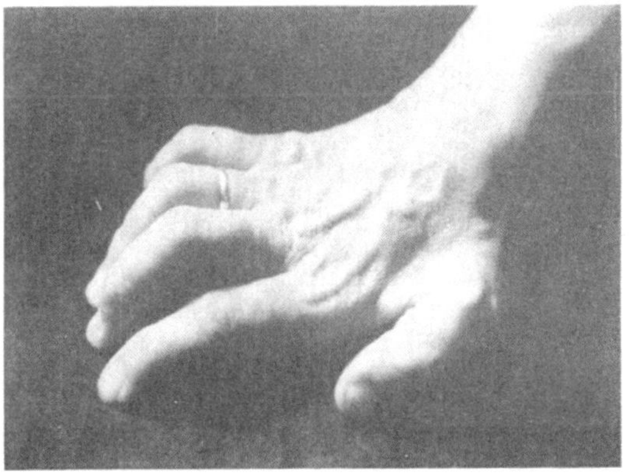

Abb. 27. *50*: Stark deformierte Hand („Krallenhand") mit erheblichem Geschicklichkeitsverlust. (Die Hand liegt nur ganz leicht der Unterlage auf.)

Funktionell wirkt sich die Atrophie der Mm. interossei und lumbricales beim fortgeschrittenen Krankheitsbild erheblich beeinträchtigend aus. Handgriffe, die ein Fingerspitzengefühl erfordern, werden zunehmend unmöglich. Im Bilde läßt sich das eingeschränkte Spreizen und das fast aufgehobene Schließen der Finger bei gestreckter Hand eindrucksvoll darstellen (Abb. 28 u. 29). Eine zweite Form von Fingerhaltung ist noch zu erwähnen: Gelegentlich findet man bei nicht allzu schweren Graden von Handmuskelatrophie, wie z. B. bei der

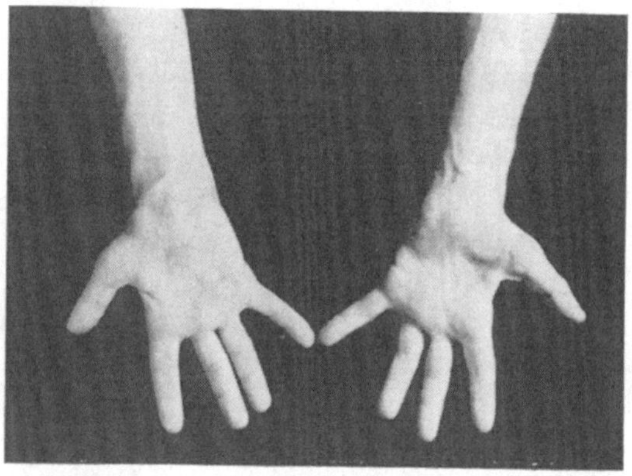

Abb. 28. *56*: Das *Spreizen* ist leidlich möglich, wenn auch 3. und 4. Finger besonders rechts eng aneinander bleiben. Bei dieser Haltung wird die Thenaratrophie sehr deutlich.

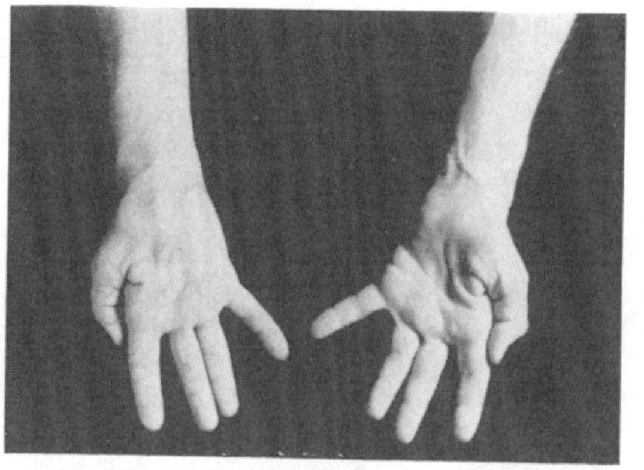

Abb. 29. *56*: Beim *Schließen* der gestreckten Finger ist die Adduktion vor allem des 5. Fingers unmöglich.

52jährigen Frau Johanna G. (*46*), eine Beugung der Grund- und Endphalangen und eine Überstreckung in den mittleren Fingergelenken. Bemerkenswert ist, daß auch der Sohn dieser Kranken bei erst beginnender Handmuskelatrophie dieselbe Fingerstellung in leichterer Form aufweist. Offenbar kommt diese Art der Deformierung zustande, wenn die Mm. lumbricales nicht im gleichen Maße atrophiert sind wie die anderen Muskeln, die an der Streckung und Beugung der Finger mitbeteiligt sind. Eine extreme Form einer solchen „Bajonett"-Haltung der Finger zeigt Abb. 30.

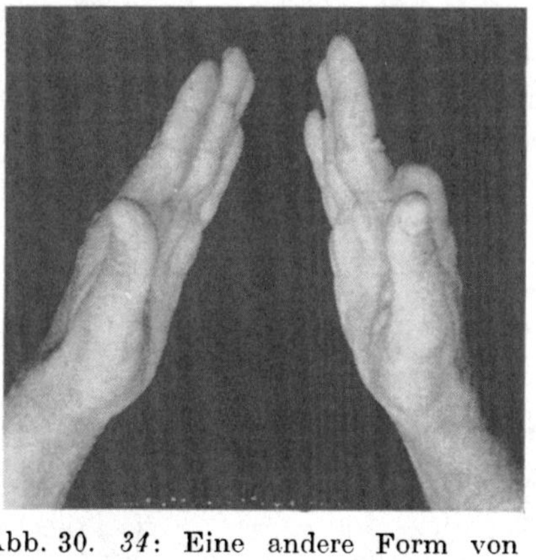

Abb. 30. *34*: Eine andere Form von Fingerhaltung: Beugung im Fingergrundgelenk und im distalen Interphalangealgelenk, leichte Überstreckung im mittleren Fingergelenk: „Bajonett"-Form.

Man muß natürlich auch daran denken, daß Lähmungen exogener Genese auch einmal solche Formen erzeugen, doch sprechen die Symmetrie und das mehrfache Vorkommen in dieser Sippe wohl dafür, daß es sich um ein Symptom der neuralen Muskelatrophie handelt. Bei einer Frau, deren Mutter (*13*), Schwester und Brüder krank sind, die aber selbst keine sicheren Atrophien, wohl aber einen hohen Spann beiderseits und eine geringe Hyporeflexie an den Beinen hat, findet sich auch eine solche Fingerhaltung. Der Verdacht liegt daher nahe, daß es sich bei ihr um ein rudimentäres Krankheitsbild handelt. In diesem Falle muß jedoch abgewartet werden, ob sich bei zunehmendem Alter später diese Mutmaßung bestätigt. Ihre einzige Tochter im Alter von 14 Jahren hat zunächst keine verdächtigen neurologischen Symptome.

Daß es sich bei dieser Haltungsanomalie der Finger tatsächlich um ein zum Teil schon früh zu beobachtendes Symptom der neuralen Muskelatrophie zu handeln scheint, unterstützt eine vierte sichere Beobachtung: Die 44jährige Frau Jenny R. (*42*), die auch nur Mikrosymptome der Krankheit erkennen läßt, aber als Mutter von zwei kranken Kindern mit Sicherheit als Merkmalsüberträgerin erkannt wurde, hat die gleiche Fingerhaltung; diese wird am Zeigefinger der rechten Hand in Abb. 21 dargestellt (die Hand, die auf dem Bild ganz zu sehen ist). Um nicht eine Eigenart der Fingerhaltung, die auch bei Gesunden vorkommt, für ein Krankheitszeichen zu halten, sah ich mir daraufhin die Hände einer ganzen Reihe von gesunden Personen, besonders von Frauen, an, fand aber diese Fingerhaltung so deutlich nicht wieder.

Mit fortschreitender Atrophie der Handmuskeln wird die Gebrauchsfähigkeit der Hand zunehmend eingeschränkt. Lange Zeit kann noch dank der erhaltenen Beugefunktion der Finger grobe Arbeit geleistet werden, doch macht sich der Ausfall des M. opponens pollicis bei differenzierteren Arbeiten sehr störend bemerkbar. Beim Schreiben muß der Bleistift zwischen 2. und 3. Finger geklemmt werden, oder der Kranke muß mit der anderen Hand den Daumen der Schreibhand an den Zeigefinder andrücken. Wie schon oben berichtet, half sich einer der Kranken (*21*) damit, daß er den Daumen mit einem Gummiband adduzierte.

Erstaunlich ist jedoch, daß die Kranken oftmals über lange Zeit ihre Paresen kompensieren, indem sie Ersatzfunktionen ausfindig machen, wobei sie gelegentlich eine große Geschicklichkeit entwickeln. Es sei an die Handfertigkeit in der Uhrenreparatur bei dem Kranken (*30*) erinnert, dessen Hände in Abb. 25 gezeigt werden. Daß die Kranken mit neuraler Muskelatrophie relativ lange arbeitsfähig bleiben, ist auch schon GUILLAIN aufgefallen; die langsame Entwicklung der Paresen und die in der Regel erhalten gebliebene Sensibilität dürfen wohl als Ursache angenommen werden. GUILLAIN stellte fest, daß eine Handdeformierung gleicher Schwere infolge Syringomyelie den Kranken viel unbeholfener macht.

Wie schon aus den Abbildungen, besonders Abb. 25 und 27 ersichtlich, nimmt die Muskelatrophie im fortgeschrittenen Krankheitsstadium erhebliche Ausmaße an. Dabei ist natürlich in Rechnung zu stellen, daß im Alter schon ohne Nerven-Muskel-Erkrankung eine Atrophie eintritt. Die „knochige“ Greisenhand zeichnet sich durch verdickte Gelenke und reduzierte Muskulatur, Haut und Unterhautfettgewebe aus. BÜRGER u. Mitarb. haben die Abhängigkeit des Handvolumens vom Alter eindeutig nachgewiesen. Außerdem sind Körpergröße, Geschlecht und Beruf maßgebend.

Bei einem 25jährigen Kranken (*56*) mit einer Körperhöhe von 168 cm wurde mit der von BÜRGER angewandten Methode das Handvolumen bestimmt: In ein mit Wasser gefülltes Gefäß wird die Hand bis zu einer Markierungslinie zwischen den beiden Processus styloides eingetaucht. An einem schräg aus dem Gefäß herausragenden Steigrohr wird dann die Wasserverdrängung abgelesen. Der Fehler dieses Verfahrens beträgt nur wenige Milliliter. Bei Doppelmessungen betrug bei dem Kranken das Volumen der rechten Hand 336 ml, das der linken Hand 330 ml. Die Vergleichsgruppe von Männern mit einer Körpergröße von 160 bis 169 cm aus einem großen Kollektiv hatte ein Handvolumen von 419 ml (BÜRGER). Selbst wenn man berücksichtigt, daß der Kranke eine Bürotätigkeit ausübt, ist die Differenz doch ganz erheblich. Bemerkenswert ist hierbei, daß er sich in seiner Freizeit mit verschiedenen handwerklichen Arbeiten beschäftigt und dabei große Geschicklichkeit zeigt.

f) Veränderungen der elektrischen Erregbarkeit der Muskulatur

Zur Beurteilung des Ausmaßes und der Art der Schädigung von Muskeln und Nerven bedient man sich seit langem der elektrischen Funktionsprüfung. Mittels galvanischen und faradischen Stroms wird die Reizschwelle direkt am Muskel oder indirekt über den Nerven ermittelt. Während der gesunde Muskel auf eine Reizung mit niedriger Stromstärke mit einer prompten Zuckung reagiert, antwortet der geschädigte Muskel erst auf stärkere Reize und eventuell mit einer trägen wurmförmigen Zuckung. Das erstere, die Erregbarkeitsverminderung, ist eine quantitative Veränderung, das zweite, die Verlangsamung des Zuckungsablaufs, eine qualitative. Diese Veränderungen sowie die Umkehr der Pflügerschen Zuckungsformel bei galvanischer Reizung sind die wichtigsten Symptome der partiellen Entartungsreaktion (EaR). Die komplette EaR, die sich von der partiellen nur graduell unterscheidet, äußert sich in Erlöschen der galvanischen und faradischen Erregbarkeit des Muskels bei Reizung von seinem motorischen Nerven aus, Erlöschen der faradischen Erregbarkeit des Muskels bei direkter Reizung, je nach Krankheitsstadium Erhöhung oder Erniedrigung der galvanischen Reizschwelle mit träger Zuckung. Infolge Schädigung des peripheren motorischen Neurons gibt es einen sogenannten motorischen Punkt, von dem aus der ganze Muskel erregt werden kann. Die Stelle, von der aus nunmehr der Muskel noch am besten in Erregung zu versetzen ist, rückt nach distal. Und schließlich ist die Anodenschließungszuckung (ASZ) gleichstark wie die Kathodenschließungszuckung (KSZ) oder sogar bei niedrigerer Stromstärke eher vorhanden als die KSZ.

Da es sich bei der neuralen Muskelatrophie um eine Erkrankung des peripheren motorischen Neurons handelt, findet man Entartungsreaktionen an den kranken Muskeln. Da es je nach Schwere des Krankheitsbildes leichte oder schwere Grade von Nervendegenerationen mit Atrophie und schlaffer Parese gibt, sind auch partielle und komplette Entartungsreaktionen zu erwarten bzw. Übergänge zwischen ihnen. Bei den Kranken dieser Sippe fanden sich alle Schweregrade sowohl quantitativer als auch qualitativer Veränderungen. Am besten lassen sich die quantitativen Veränderungen wiedergeben (Tab. 1 bis 4). In den Tabellen 1 und 2 sind die Schwellenwerte der *galvanischen Reizung* an Arm- und Beinmuskeln aufgezeichnet, die sowohl bei direkter Reizung des Muskels als bei Reizung indirekt über den motorischen Nerv gemessen wurden. Die Kranken sind etwa nach der Schwere der Erkrankung geordnet. Zum Vergleich sind die Meßwerte von drei Gesunden aus der Sippe angeschlossen; diese stammen von solchen Personen, die wegen Areflexie oder hohen Spanns zunächst verdächtig waren, Merkmalsträger zu sein; auf Grund der eingehenden Untersuchung in der Klinik konnte dieser Verdacht jedoch wieder fallen gelassen werden. Alle Untersuchungen an Kran-

Tabelle 1

Reizschwelle von *Armmuskeln* bei direkter und indirekter *galvanischer* Reizung

	Kranke										Gesunde		
Ziffern der Sippentafel	*56*	*57*	*59*	*34*	*60*	*63*	*55*	*45*	*44*	*62*			
Geschlecht	■	■	■	■	■	■	●	●	●	■	□	□	○
Alter in Jahren (bei der Untersuchung)	25	25	19	38	18	20	27	28	30	7	37	15	9
Schweregrad der klinischen Symptome	+++	+++	++	+	+	(+)	(+)	(+)	(+)	(+)	0	0	0
M. opponens pollicis	–/–			8/9	6/6			4/4	6/5	4/4	4/4	3/3	4/4
M. abductor poll. long.		–/–	14/12		9/9								
M. abductor dig. V	10/7	8/8		8/8	6/6			4/4	5/4	3/3	4/4	4/4	4/4
M. extensor poll. long.			14/–	8/8			4/4	4/4					
M. biceps brachii		6/6	6/6			5/5	4/4	5/5					
über N. radialis	9/9					6/6			10/10	5/5	5/5	3/3	4/4
über N. medianus	8/8	6/6	6/6			5/5	4/4		9/8	5/5	5/5	3/3	4/4
über N. ulnaris		8/8	6/6			5/5		4/4	9/8	5/5	5/5	3/3	3/3

Die Zahlen bedeuten mA; rechter Arm/linker Arm.

Ein waagerechter Strich statt einer Zahl besagt, daß mit einer erträglichen Stromstärke eine Zuckung nicht zu erzielen war.

Tabelle 2

Reizschwelle von *Beinmuskeln* bei direkter und indirekter *galvanischer* Reizung

	Kranke										Gesunde		
Ziffern der Sippentafel	*56*	*57*	*59*	*34*	*60*	*63*	*55*	*45*	*44*	*62*			
Geschlecht	■	■	■	■	■	■	●	●	●	■	□	□	○
Alter in Jahren (b. d. Untersuchung)	25	25	19	38	18	20	27	28	30	7	37	15	9
Schweregrad der klinischen Symptome	+++	+++	+++	++	++	++	++	++	+	+	0	0	0
M. tibialis anterior	–/–		12/12	10/10	9/9	8/8		5/5	6/8	7/7	6/6	4/4	6/6
M. fibularis longus			16/16	12/–	(13)/(13)			8/8					
M. gastrocnemius	–/–	12/10	12/12			10/10	10/10	7/7	10/10	8/8	7/7	6/6	6/6
über N. fibularis	–/–		16/14	10/12		6/6		7/7	9/9	5/5	5/5	4/4	6/6
über N. tibialis	16/20	12/9	10/10			8/8	8/8				6/6	4/4	6/6

Erklärung siehe Tab. 1

ken wie an Gesunden wurden in gleicher Weise durchgeführt, so daß sie vergleichbar sind. Als differente Elektrode wurde eine Pilzelektrode mit einem Durchmesser von etwa 2 cm, benutzt. Ein Vergleich mit den Ergebnissen von STINTZING, die weithin als Standardwerte angesehen werden, ist aus Gründen der kaum möglichen Reproduzierbarkeit der technischen Daten wenig nützlich.

Bei der Betrachtung der Tabellen 1 und 2 fällt auf, daß mehrfach bei den Kranken mit der schwersten Symptomatik Muskeln auf den galvanischen Reiz — selbst bei Anwendung hoher Stromstärke — nicht reagierten. Die weniger geschädigten Muskeln benötigten eine hohe Intensität. Je geringer die klinische Symptomatik, desto niedriger war auch die zur Auslösung der Zuckung erforderliche Stromstärke. Bei den Muskeln, die die höchste Intensität erforderten, trat häufig keine prompte, sondern nur eine träge Zuckung auf. Gelegentlich wurde eine Umkehr der Zuckungsformel gefunden. In die Tabellen sind jedoch nur die Werte der KSZ aufgenommen. Die Untersuchungen waren zum Teil dadurch erschwert, daß der Reizstrom auf weniger geschädigte Muskelgruppen übersprang, ehe er den zu prüfenden Muskel erregte. Daß die benötigte Strommenge bei einigen Messungen an Arm und Bein der Patientin *44* höher liegt, als nach der klinischen Symptomatik zu erwarten war — die Werte fallen aus der fast kontinuierlich absteigenden Zahlenreihe heraus —, dürfte am vermehrten Hautwiderstand infolge des starken Fettpolsters bei dieser Kranken liegen.

Neben der galvanischen kann die *faradische Reizung* weitere Aufschlüsse geben. Der Vergleich der Tabellen 1 und 2 mit den Tabellen 3 und 4 zeigt, daß die Muskeln, die mit erträglichen Strommengen galvanisch nicht zur Zuckung erregt werden konnten, auch faradisch unerregbar waren. Darüber hinaus war eine Anzahl weiterer Muskeln faradisch nicht erregbar. Dieses ist insofern wichtig, als sich daraus therapeutische Konsequenzen ergeben. Auch in diesen Tabellen wird deutlich, daß mit Abnahme der klinischen Symptomatik die zur Auslösung einer Zuckung erforderlichen Strommengen niedriger werden. Die einzige deutliche Ausnahme bildet wiederum die Patientin mit der auffälligen Vermehrung des Wadenvolumens, bei der der Hautwiderstand eine Rolle spielen dürfte.

Da die quantitative Messung der Erregbarkeitsänderung mit dem galvanischen und faradischen Strom von vielerlei variablen Größen, wie Hautdurchblutung und Elektrodenfeuchtigkeit, abhängt, hat die *Chronaxie-Messung* Eingang in die Elektrodiagnostik gefunden. Es wird dabei zunächst, wie bei der Messung der galvanischen Reizschwelle, die Grundstromstärke

Tabelle 3

Reizschwelle von *Armmuskeln* bei direkter und indirekter *faradischer* Reizung

	Kranke						Gesunde		
Ziffern der Sippentafel	*56*	*60*	*34*	*63*	*44*	*62*			
Geschlecht	■	■	■	■	●	■	□	□	○
Alter in Jahren (bei der Untersuchung)	25	18	38	20	30	7	37	15	9
Schweregrad der klinische Symptome	+++	+	+	(+)	(+)	(+)	0	0	0
M. opponens pollicis	−/−	7/6	8/9		7/6	5/5	4/4	3/3	4/4
M. abductor digiti V	−/(10)	7/6	9/9		7/5	4/4	4/4	4/4	4/4
über N. radialis	10/10			6/6	9/9	5/5	4/4	3/3	4/5
über N. medianus	−/−			5/5	9/9	4/4	4/4	3/3	4/4
über N. ulnaris	6/5			5/5	9/9	4/4	4/4	3/3	4/4

Die Zahlen bedeuten den Skalenwert des Apparates; rechts/links.

Ein waagerechter Strich statt einer Zahl besagt, daß mit einer Stromstärke bis zum Skalenwert 10 eine Zuckung nicht zu erzielen war.

Tabelle 4

Reizschwelle von *Beinmuskeln* bei direkter und indirekter *faradischer* Reizung

	Kranke						Gesunde		
Ziffern der Sippentafel	*56*	*60*	*34*	*63*	*44*)*	*62*			
Geschlecht	■	■	■	■	●	■	□	□	○
Alter in Jahren (bei der Untersuchung)	25	18	38	20	30	7	37	15	9
Schweregrad der klinischen Symptome	+++	++	++	++	+	+	0	0	0
M. tibialis anterior	−/−	−/−	9/10	7/6	7/8	5/5	6/6	4/4	6/6
M. fibularis longus		−/−	9/−						
M. gastrocnemius	−/−			8/8	10/10	5/5	7/7	5/5	6/6
M. flexor hallucis longus		−/−	8/−						
über N. fibularis	−/−		6/7	7/7	9/9	5/5	4/4	3/3	6/6
über N. tibialis	−/−			6/6			4/4	4/4	6/6

Erklärung siehe Tab. 3.

*) die Kranke mit sehr starker Vermehrung des Wadenvolumens.

oder „Rheobase" bestimmt, das ist die Stromstärke, die eben zu einer Muskelkontraktion führt. Mit Impulsen von doppelter Rheobase wird dann die kleinste Impulsdauer gemessen, bei der gerade noch eine Zuckung zu erzielen ist. Diese minimale Impulsdauer bei doppelter Rheobase, die Chronaxie, ist ein Maß für die Beurteilung der Erregbarkeit eines Muskels. Bei gesunden Muskeln werden Werte bis etwa zu 1 Millisekunde (ms) gefunden, während Muskeln, deren peripheres motorisches Neuron geschädigt ist, Steigerungen bis zum 100- bis 200fachen des Normalwertes aufweisen können (Dobner).

In Tabelle 5 sind zwei Chronaxie-Messungen bei Kranken mit neuraler Muskelatrophie verglichen mit Messungen an den gleichen Muskeln von Gesunden. Bei Rheobasen der gleichen

Tabelle 5

Chronaxie-Messungen am Muskel[1]

	Muskel	Rheobase	Chronaxie
Kranker *63*	M. extensor hallucis longus	6,0 mA	2,4 ms
Gesunder	M. extensor hallucis longus	5,1 mA	0,5 ms
Kranker *56*	M. quadriceps femoris,	5,0 mA	5,0 ms
Gesunder	M. quadriceps femoris	4,0 mA	0,3 ms

Bei annähernd gleicher Rheobase ist die Chronaxie am kranken Muskel deutlich verlängert gegenüber der am gesunden.

Größenordnung (!) sind die Chronaxie-Werte deutlich different. Die Werte der kranken Muskeln liegen weit über 1,0, die der gesunden Muskeln darunter. Das heißt mit anderen Worten: Während die einfache monopolare galvanische Reizung noch keine signifikante Schädigung anzeigt, weist die erhöhte Chronaxie schon darauf hin.

Weitere Einblicke in die Erregbarkeitsverhältnisse des Nerv-Muskel-Systems ermöglicht die *Intensitäts-Reizzeit-Kurve* (It-Kurve). Diese erhält man, indem man für verschieden lange Impulsdauern die jeweils erforderliche Stromstärke ermittelt, die eine minimale Muskelzuckung erzeugt. Beginnend bei 1000 ms, verkürzt man die Stromflußzeit ständig. Zunächst wird mit galvanischen, steil ansteigenden und steil abfallenden Impulsen, mit sogenanntem Rechteckstrom, gereizt. Die ersten Messungen mit kürzer werdenden Reizzeiten ergeben den gleichen Schwellenwert, die Rheobase. Dann steigt die Kurve (Rechteckimpulscharakteristik = RIC) mehr oder weniger steil nach links oben an. Die Zeit, da sie von der Geraden abweicht und ansteigt, also die kürzeste Impulsdauer, die bei der Rheobase eine Minimalzuckung hervorruft, ist die Hauptnutzzeit. Von hier aus verläuft die RIC ähnlich einer Hyperbel nach oben. Zieht man im logarithmischen Koordinatensystem bei der Stromstärke der doppelten Rheobase eine Horizontale, so erhält man an ihrem Schnittpunkt mit der RIC den Chronaxie-Wert. Dann folgt die Bestimmung der *It-Kurve für den Exponentialstrom.* Dies ist eine Stromart, bei der die Intensität langsam ansteigt, einer Exponentialfunktion entsprechend (KOWARSCHIK). Man nennt diese Stromart auch kurz „Dreieckstrom" und die dabei erhaltene Kurve die Dreieckimpulscharakteristik (DIC). Auf die Vorzüge dieser Stromart bei der Behandlung von schlaffen Paresen wird später noch einzugehen sein. Während die RIC bei Verringerung der Stromflußzeit zunächst die gleiche Stromstärke (nämlich den Rheobasenwert) erfordert, d. h., eine horizontale Linie im Diagramm ergibt, beginnt die DIC bei 1000 ms normalerweise bei wesentlich höheren Stromstärkewerten, da der gesunde Muskel die Fähigkeit hat, sich dem langsam ansteigenden Reiz des „Dreieckstroms" bis zu einer bestimmten Stromstärke anzupassen. Mit kürzer werdenden Stromflußzeiten wird der Anstieg des Exponentialstrom-Impulses notwendigerweise steiler und hat also immer mehr Ähnlichkeit mit einem Rechteckimpuls. Demzufolge wird die erforderliche Stromstärke auch immer kleiner, so daß die Kurve schließlich fast die RIC berührt. Von dem Fußpunkt an steigt sie dann etwa parallel zur RIC nach links oben an. Dieser Fußpunkt hat Bedeutung für die therapeutische Anwendung des Exponentialstroms. Bei gesundem Nerv-Muskel-System verlaufen beide Kurven ziemlich „geradlinig" ohne Knicke und Zacken. Knicke und Stufen in den It-Kurven, besonders in der empfindlichen DIC, sind Zeichen für eine „*Inhomogenität*" des Muskelquerschnitts, d. h., es kommen „Fasern mit unterschiedlichen Innervations- und Kräfteverhältnissen" nebeneinander vor (SEITZ und GILLERT). Während der gesunde Muskel Kurvenverläufe hat, wie sie Abb. 32 wiedergibt, rücken die Kurven bei zunehmender Entartung nach rechts bzw. rechts

[1] Herrn Chefarzt Dr. Berzon, früher am Physiologischen Institut der Universität Leipzig, danke ich bestens für die Unterstützung bei diesen Untersuchungen.

oben, wodurch die Chronaxie länger wird. Die gleichzeitige Registrierung von RIC und DIC bietet noch ein weiteres Kriterium für die Beurteilung der Funktionstüchtigkeit des Muskels. Dividiert man den Stromstärkewert der DIC bei 1000 ms durch den der RIC, so erhält man den sogenannten *Akkommodationsquotienten*. Bislang war man der Meinung, daß dieser normalerweise zwischen 3,0 und 6,0 liegt. Niedrigere Quotienten als 3,0 sollten beginnende oder komplette Entartung anzeigen, ein Quotient von 1,0 einen völligen Verlust der Akkomodabilität. Nach neuesten Untersuchungen können auch Muskeln mit partieller Entartung einen Akkomodationsquotienten von über 3,0 (bis 4,5) haben (GILLERT, persönliche Mitteilung). Eine „Rechtsverschiebung" kann man auch mit einer einfachen Chronaxie-Messung nachweisen. Der Vorzug der geschilderten Untersuchungsmethode liegt nach dem heutigen Stand unseres Wissens in der Erkennung der Inhomogenität eines Muskels, die sich in Stufen und Zacken des Kurvenverlaufs ausdrückt.

Die eigenen Untersuchungen wurden mit einer Impulsfrequenz von 15/min durchgeführt. Bei der bipolaren Messung lag die Kathode distal. Als Minimalzuckung wurde die eben sichtbare Zuckung bei schräg einfallendem Licht gewertet.

Beim Vergleich der Abbildungen 31 und 32, die die It-Kurvenverläufe eines kranken und eines gesunden Muskels darstellen, erkennt man mehrere Charakteristika, die bei dem Muskel des Kranken mit neuraler Muskelatrophie auf eine partielle Entartung hinweisen. Die Kurven sind zu einem Vergleich geeignet, da sie am gleichen Muskel von Männern gleichen Alters gewonnen wurden. Wie schon oben gesagt wurde, ist die einfache galvanische Prüfung im Krankheitsbeginn oft nicht ausreichend. Das erhellt auch aus diesem Vergleich: Die Rheobasen von 4,0 und 5,0 zeigen noch keinen signifikanten Unterschied an. Aber schon der Verlauf der RIC ist ein Hinweis auf eine Schädigung: Die Rheobase-Linie ist beim kranken Muskel kürzer als beim gesunden, was eine beträchtliche Verlängerung der *Hauptnutzzeit* zur Folge hat. Beim gesunden Muskel liegt sie mit 2,0 ms im Normbereich, beim kranken Muskel ist sie auf 30,0 ms verlängert. Durch diese Rechtsverschiebung ist die Chronaxie auch deutlich verlängert (5,0 ms). Der weitere Verlauf der Kurve zeigt nur geringe Unebenheiten an, die noch keine diagnostischen Schlüsse erlauben. Wie die RIC ist auch die DIC nach rechts verschoben. Während der Fußpunkt beim gesunden Muskel bei 5 ms liegt, ist er beim kranken auf etwa 100 ms verschoben. Das deutlichste Zeichen für eine Inhomogenität der Muskelfasern ist aber der Knick zwischen 700 und 1000 ms. SEITZ und GILLERT bildeten eine ganz ähnliche Kurve ab und deuteten sie als Zeichen für eine beginnende Parese. Auch bei unserem Kranken besteht klinisch am untersuchten M. quadriceps femoris nur ein leichte Parese, während er an den distalen Extremitätenmuskeln starke Ausfälle zeigt. Bemerkenswert ist dabei, daß an diesem Muskel während des ganzen Tages erhebliche faszikuläre Zuckungen auftraten. MIRVISH sah bei seinen Kranken fibrilläre Zuckungen an den Oberschenkeln, JOUGHIN „auch in den proximal gelegenen Muskeln". Ebenso beobachtete HOFFMANN fibrilläre Zuckungen; er hielt sie für Prodromi der Atrophie. Diese Mitteilungen stimmen also mit unserer Beobachtung überein. Wenn man fibrilläre oder faszikuläre Zuckungen als Ausdruck einer Vorderhornschädigung ansieht, so kann man vielleicht aus diesen Beobachtungen schließen, daß das erste des pathologischen Geschehens die Vorderhornläsion ist. SEITZ und GILLERT sahen bei Friedreichscher Ataxie und neuraler Muskelatrophie außer Inhomogenitätsmerkmalen eine erhöhte Erregbarkeit der Muskulatur. Bei der hereditären Ataxie, die häufig mit Reflexsteigerungen infolge Pyramidenbahnläsion einhergeht, ist ein solcher Befund ohne weiteres verständlich; es soll aber auch Fälle von neuraler Muskelatrophie geben, bei denen — mindestens zu einem bestimmten Zeitpunkt des Krankheitsverlaufs — Reflexsteigerungen vorhanden sind. BOETERS (1938) zum Beispiel hat bei den beiden Kranken in Familie Nr. 28 Reflexsteigerungen und andere Pyramidenzeichen gesehen. In der sächsischen Sippe konnte ein solcher Befund nicht erhoben werden.

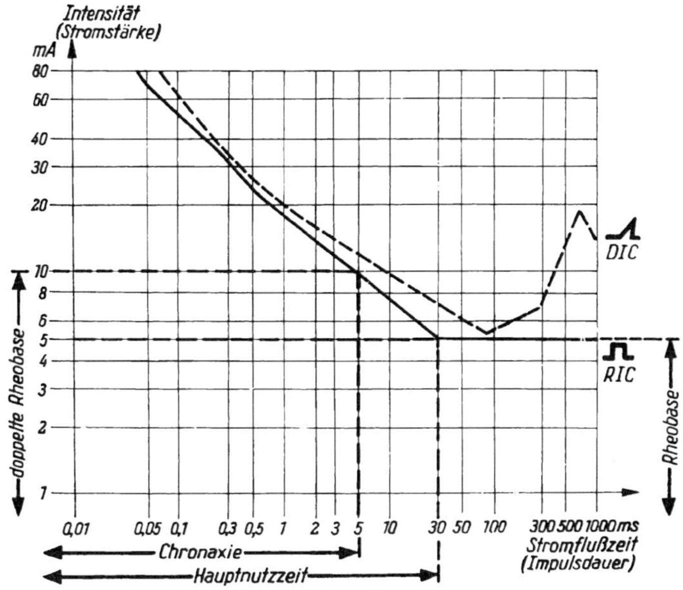

Abb. 31. Intensitäts-Reizzeit-Kurve vom linken M. quadriceps femoris eines 26jähriger Kranken *(56)* mit ausgeprägter neuraler Muskelatrophie. Kraft des Muskels nur mäßig herabgesetzt, fortwährende faszikuläre Zuckungen am ganzen Muskel; Rheobase: 5,0 mA; Chronaxie: 5,0 ms; Akkommodationsschwelle: 15,0 mA; Akkommodations-Quotient: 3,0. Mittelschwere Entartung des Muskels. Der Knick in der DIC zwischen 700 und 1000 ms zeigt die beginnende Entartung an.

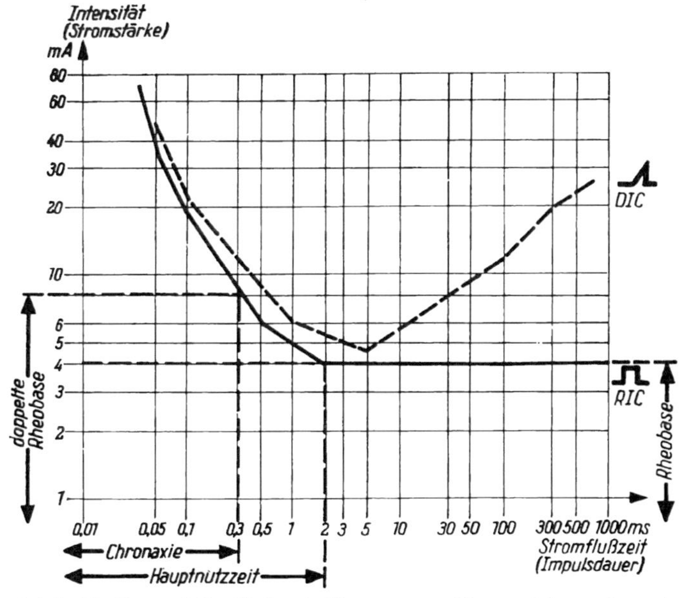

Abb. 32. Zum Vergleich die Intensitäts-Reizzeit-Kurve vom M. quadriceps femoris eines nerven- und muskel-gesunden Mannes von 25 Jahren. Rheobase: 4,0 mA; Chronaxie: 0,3 ms; Akkommodationsschwelle: ca. 25,0 mA (bei 1000 ms war die Messung wegen zu starker Schmerzen nicht möglich). Akkommodations-Quotient: über 6,0. Normale Erregbarkeit.

g) Elektromyographische Untersuchungen

Eine wichtige Ergänzung der seit Jahrzehnten geübten elektrischen Diagnostik stellt die Elektromyographie dar. Viele Neurologen sind sich heute darüber einig, daß das Elektromyogramm (EMG) die Biopsie weitgehend ersetzen kann. Bei guter Kenntnis der diagnostischen Möglichkeiten dieser Methode kann nicht nur die Differentialdiagnose zwischen myogener und neurogener Muskellähmung geklärt und das Ausmaß der Schädigung geschätzt, sondern bei der weiteren Differenzierung der peripheren Nervenschädigungen gelegentlich sogar eine Aussage über die Lokalisation des *initialen* Nervenprozesses gemacht werden. Diese letzte Frage interessiert unter anderem auch bei der neuralen Muskelatrophie.

Das Hauptgewicht der bei Angehörigen dieser Sippe durchgeführten Untersuchungen lag auf der Abgrenzung von Symptomen, die eine neurale Muskelatrophie nur vortäuschten. Eine besonders wichtige Rolle spielte das Elektromyogramm in einem Fall, wo es aufzuklären galt, ob der Sohn eines kranken Vaters gesund oder krank war; denn die Klärung dieser Frage war mit entscheidend dafür, ob überhaupt ein X-chromosomaler Erbgang angenommen werden konnte.

Methodik:

Die Ableitungen erfolgten bipolar mittels Hautelektroden mit einem Durchmesser von 14 mm. Als Kontaktmittel diente Bentonitepaste. Die Abstände wurden von der Mitte der Elektroden aus gerechnet. Zur Aufzeichnung verwendeten wir Elektromyographie-Kanäle eines Direktschreibers der Firma Schwarzer, München. Die hier wiedergegebenen Kurven wurden im Liegen angefertigt.

Eigene Untersuchungen[1]

Wir hatten Gelegenheit, 5 Kranke der Sippe — 4 Männer und eine Frau — zu untersuchen und bei 4 weiteren, zunächst als Rudimentärkranke verdächtigen Familiengliedern das EMG zur differentialdiagnostischen Klärung mit heranzuziehen. Für unsere Fragestellung war die Ableitung mit Hautelektroden ausreichend. Sie hat gegenüber der Untersuchung mit Nadelelektroden noch den Vorteil, daß der Einstich vermieden wird. Durch das Direktschreibeverfahren ist eine Schnelldiagnose möglich. Im folgenden sollen einige typische Befunde verschiedener Schweregrade der Muskelatrophie wiedergegeben und normalen Befunden gegenübergestellt werden. Weitere Ergebnisse wurden bereits in der Deutschen Zeitschrift für Nervenheilkunde 1960 mitgeteilt (Woratz und Thieme).

Eine der ersten Muskelgruppen, die bei der neuralen Muskelatrophie in ihrer Funktion beeinträchtigt wird, ist die Unterschenkelmuskulatur, die die Dorsalflexion des Fußes bewirkt, wie oben an Hand der klinischen Beobachtungen dargestellt wurde. Im Verlauf der Krankheitsentwicklung erreicht die Atrophie hier auch den höchsten Grad. Daher wählten wir für die elektromyographischen Untersuchungen vor allem den M. tibialis anterior aus, um an seinen Potentialen die Schwere der Veränderungen zu beurteilen bzw. festzustellen, ob überhaupt pathologische Verhältnisse vorliegen.

Den schwerwiegendsten Befund ergaben die Ableitungen bei einem 25jährigen Mann (*56*), der nach den klinischen sowie den herkömmlichen elektrischen Untersuchungen ein für sein Alter sehr schweres Krankheitsbild darbot; wie auf den Filmausschnitten (Abb. 19) zu sehen ist, besteht bei ihm eine starke Atrophie der Unterschenkelmuskulatur. Vom oberen Drittel des linken M. tibialis anterior konnten selbst bei hoher Empfindlichkeitseinstellung der Kanäle und größter Kraftanstrengung des Fußes keine meßbaren Aktionspotentiale abgeleitet werden. Dieses entsprach dem mechanischen Effekt, der bei größter Anstrengung gleich Null war. Bei der Ableitung von korrespondierenden Stellen des rechten Unterschenkels konnten wenigstens niedrig gespannte Potentiale einer einzelnen motorischen Einheit mit einer Frequenz von 20—30 Hz nachgewiesen werden (Abb. 33). Dieses ist ein Befund, wie er bei schweren neurogenen Muskelatrophien vorkommt. Er zeigt an, daß viele motorische Einheiten ausgefallen sind, so daß von dem Interferenzmuster des gesunden Muskels nur die Aktionspotentiale

[1] In Zusammenarbeit mit Herrn W. Thieme, wissenschaftlicher Assistent an der Leipziger Neurochirurgischen Universitätsklinik (Direktor: Prof. Dr. G. Merrem).

einzelner motorischer Einheiten übrigbleiben. Kommt es im Verlauf der Krankheit infolge des Ausfalls von Axonen oder motorischen Vorderhornzellen zu Regenerationsvorgängen, so können zahlreiche denervierte Muskelfasern durch Sprossung von erhalten gebliebenen motorischen Nervenfasern reinnerviert werden. Auf diese Weise können durch vielfache Verzweigung der Nervenfasern sehr große motorische Einheiten entstehen. Solche Regenerationsvorgänge sind auf Grund der elektromyographischen Bilder hier nicht wahrscheinlich und sind ja auch nach dem Krankheitsverlauf nicht zu erwarten. Es handelt sich in der Tat um eine „progressive" Muskelatrophie.

Die Abbildungen 33 bis 36 zeigen Elektromyogramme des M. tibialis anterior von 3 kranken Männern und einem gesunden Jungen. Die Aktionspotentialmuster wurden bei maximaler Willküranspannung des Muskels abgeleitet. Der Abstand der Hautelektroden beträgt jeweils 4 cm. Empfindlichkeit des Registrierapparates und Papiervorschub sind zum Teil unterschiedlich. Die Pfeile bezeichnen den Zeitpunkt der Aufforderung zur Anspannung des Muskels.

Abb. 33

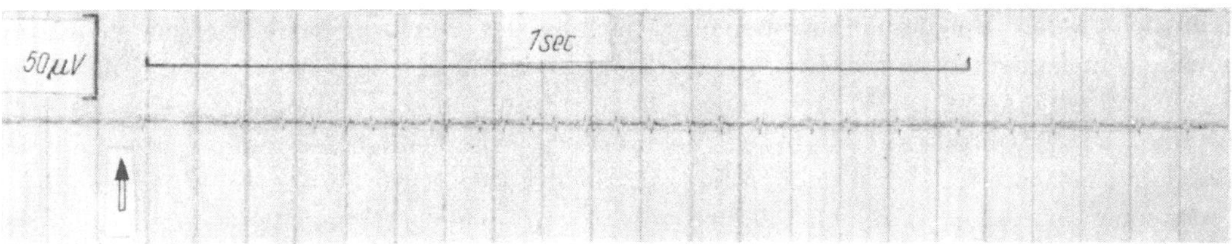

Abb. 34

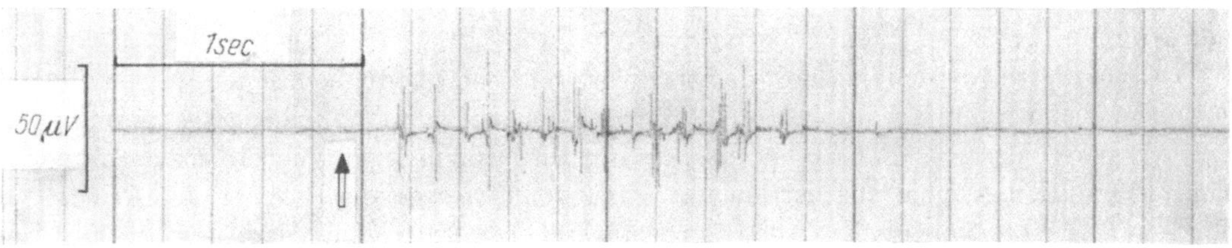

Abb. 35

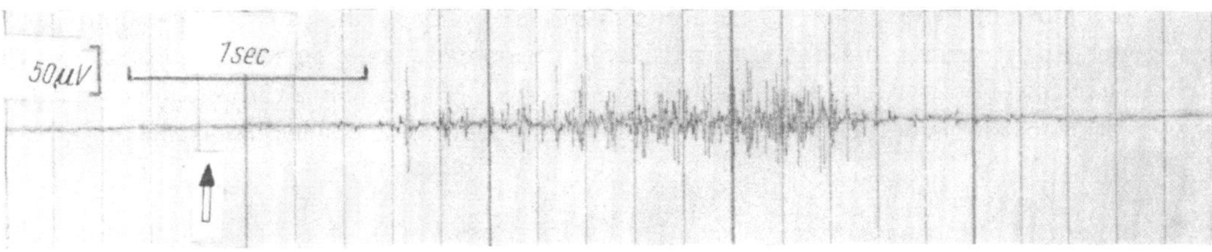

Abb. 36

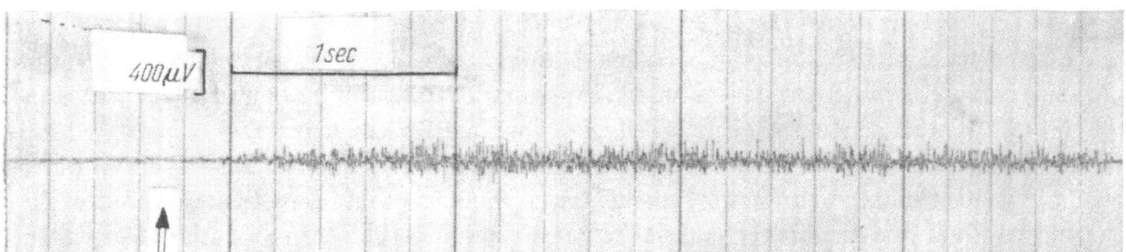

Abb. 33. 25jähriger Mann (*56*) mit sehr schwerem Krankheitsbild. Rechtes Bein: Potentiale einer motorischen Einheit von sehr niedriger Spannung und einer Frequenz von 20—30 Hz.

Abb. 34. 18jähriger Mann (*60*) mit ausgeprägten Krankheitszeichen am rechten Bein. Aktionspotentiale mehrerer motorischer Einheiten.

Abb. 35. 38jähriger Mann (*34*) mit mittelgradig ausgebildetem Krankheitsbild. Interferenzbild mit Überlagerung von höhergespannten Aktionspotentialen einzelner motorischer Einheiten.

Abb. 36. 12jähriger gesunder Junge (2. Sohn von *34*). Hochgespanntes Interferenzbild ohne pathologischen Befund (beachte die Eichspannung!).

Noch nicht ganz so schwerwiegend ist der elektromyographische Befund bei einem 18jährigen Mann (*60*), bei dem zwar am rechten Bein bereits ein deutlicher Hohlfuß ausgebildet ist (Abb. 13), bei dem die Muskelatrophie des Unterschenkels aber noch nicht so weit fortgeschritten ist wie bei dem obenerwähnten Kranken. Das EMG vom M. tibialis anterior (Abb. 34) zeigt bei Anspannung der Fußheber die Aktionspotentiale mehrerer sich überlagernder motorischer Einheiten mit verschiedener Frequenz und Amplitude. Die Potentialdifferenz erreicht öfter 50 mV. Die Ableitung von der Muskulatur an der Fußsohle dieses Kranken ergab ein Bild, das dem bei dem oben erwähnten Schwerkranken ähnelt.

Bei einem 38jährigen Kranken (*34*) ist das EMG (Abb. 35) dem klinischen Befund entsprechend noch weniger pathologisch verändert als bei den beiden vorigen Kranken. Die Ableitung vom M. tibialis anterior des rechten Beines, das etwas weniger betroffen ist als das linke (Abb. 8 und 9), zeigt ein gemischtes Muster zwischen einem Interferenzbild und Potentialen einzelner motorischer Einheiten. Beim Vergleich mit Abb. 34 wird deutlich, daß hier viel mehr motorische Einheiten am Zustandekommen dieses Bildes mitwirken. Auch die Amplituden sind merklich größer. Bei diesem Kranken ergab sich bei der Ableitung des EMG von einem Handmuskel ein bemerkenswerter Befund: Bei der Registrierung hatten wir dem Kranken eine Rechenaufgabe gestellt. Während er sie löste, pfropften sich zunächst einzelne Potentiale von höherer Amplitude auf das Interferenzmuster auf, und einige Sekunden später folgte eine Salve hochgespannter Entladungen, die trotz mehrfacher Aufforderung zur Entspannung der Muskeln viele Sekunden anhielt. Solche Salven von hohen Aktionspotentialen einzelner motorischer Einheiten deuten auf die *spinale* Genese einer peripheren Muskelatrophie hin (Hufschmidt).

Das wichtigste Ergebnis unserer elektromyographischen Untersuchungen war das normale EMG bei einem 12jährigen Jungen, dem jüngeren der beiden Söhne des eben genannten 38jährigen kranken Mannes. Bei diesem Jungen galt es, das Vorliegen von Mikrosymptomen der neuralen Muskelatrophie auszuschließen. Erst wenn dies gelang, konnte der Erbgang des Leidens in dieser Sippe als X-chromosomal angesehen werden. Die Ableitung des EMG vom M. tibialis anterior (Abb. 36) ergab bei Innervation ein völlig normales Interferenzbild. Selbst bei langer Registrierung in Ruhe konnten keine Aktionspotentiale einzelner motorischer Einheiten nachgewiesen werden. Der normale Ausfall des EMG an dem Prädilektionsmuskel war ein wichtiger Hinweis dafür, daß der Junge nicht als Merkmalsträger anzusprechen ist.

h) Sensibilitätsstörungen

Während im Schrifttum öfter subjektive Empfindungsstörungen von leichten Parästhesien (Fossati; Brodal und Refsum) bis zu Krämpfen (Dawidenkow 1939 und 1940) und Schmerzen (Soca; Kroll; Köster), zum Teil von lanzinierendem Charakter (Lauda; Freitas Juliao) mitgeteilt wurden, finden sich in der sächsischen Sippe solche Beschwerden nur ganz vereinzelt und von untergeordneter Bedeutung. Anders ist es mit den objektiven Sensibilitätsstörungen. Zwar kommen in der sächsischen Sippe keine so schweren Störungen vor wie in der von Halliday und Whitting beobachteten Familie (Mal perforant) oder gar wie sie von England und Denny-Brown mitgeteilt wurden (einem Kranken mußte ein Bein über dem Knie abgesetzt werden), doch finden sich in der sächsischen Sippe auch einzelne Kranke mit erheblichen Einbußen der Oberflächen- und Tiefensensibilität.

Die Meinungen früherer Autoren gehen gerade in diesem Punkte stark auseinander. Bronisch und Huber haben sich daher mit der Frage der Sensibilitätsstörungen eingehend auseinandergesetzt und an Hand von 15 selbst nachkontrollierten Fällen sowie 5 Krankengeschichten festgestellt, daß Sensibilitätsstörungen nicht zu den regelmäßigen Befunden bei neuraler Muskelatrophie gehören, wie verschiedentlich behauptet worden war. Während

KROLL Schmerzen für besonders charakteristisch bei der neuralen Muskelatrophie hielt, fanden BRONISCH und HUBER bei ihren 20 Kranken weder Schmerzen noch Parästhesien. Nur einmal war die Berührungsempfindung deutlich verzögert und bis herauf zum Knie gestört. Der Prüfung der Vibrationsempfindung messen die Autoren nur geringe klinische Bedeutung bei, da dabei keineswegs „geklärte Grundlagen" vorhanden wären. Nach ALTENBURGER hat die faradokutane Reaktion, auf die sich DAWIDENKOW besonders beruft, keine praktische Bedeutung. Es erscheint jedoch erwähnenswert, daß die Werte bei einem Kranken und dem Untersucher als Kontrollperson in der sächsischen Sippe mit den von DAWIDENKOW gemessenen übereinstimmen (s. bei *56*).

Bei der weiteren Durchsicht des Schrifttums findet man allerdings noch eine Anzahl von Autoren, die Störungen der Oberflächensensibilität (BRASCH, BROWNSBERGER, DELL'ACQUA, HERZOG, HEVEROCH, SOMOGYI, TAITZLINE, BRODAL und REFSUM, BARRAQUER-FERRÉ u. a.) oder der Tiefensensibilität (FREITAS JULIÃO, MASSION-VERNIORY, SCHNEIDER und MILTON u. a.) beschreiben. Bemerkenswert ist dabei, daß BOETERS (1937), einer der besten Kenner der neuralen Muskelatrophie, mitteilt, „stets" Sensibilitätsstörungen gefunden zu haben. Im gleichen Jahr wie die kritische Arbeit von BRONISCH und HUBER (1955) erschien auch eine Mitteilung von KLOTZ und MEYER, über deren Ergebnisse KLOTZ schon zuvor berichtet hatte. Vier von den erwähnten 10 Kranken wiesen eine dissoziierte Empfindungsstörung auf. Dem aufmerksamen Leser kann nicht entgehen, daß es sich kaum in allen 10 Fällen, die meist sogenannte „sporadische" Fälle waren, um eine neurale Muskelatrophie gehandelt haben kann, sondern wohl in mehreren um Syringomyelie, wie auch mehrfach die Diagnose der Voruntersucher lautete.

Bei kritischer Durchsicht der zahlreichen Mitteilungen im Schrifttum kann gesagt werden, daß es leichte und selten auch schwere objektive Sensibilitätsstörungen gibt, doch gehören sie nicht zu den obligaten Symptomen.

In der sächsischen Sippe konnte ich bei 34 Merkmalsträgern die Sensibilitätsuntersuchungen durchführen. Wie oben erwähnt, wurden in der Regel Berührungs-, Schmerz-, Temperatur- und Vibrationsempfinden geprüft. Die 34 Kranken setzten sich zusammen aus 13 Männern von 62 bis 7 Jahren und 21 Frauen von 77 bis 17 Jahren. Die männlichen Kranken gehören bis auf die beiden Jungen der Gruppe der Schwerkranken an, die weiblichen Kranken verteilen sich auf alle drei Gruppen: 6 Schwerkranke, 6 Mittelschwerkranke und 9 Rudimentärformen. 5 von den 34 Kranken, 2 Männer und 3 Frauen, hatten Ausfälle der Oberflächensensibilität (Tab. 6). Bei den ersten 3 Kranken mit den ausgedehntesten Sensibilitätsausfällen war die Bevorzugung der linken Körperseite auffällig. Vermutlich handelt es sich aber dabei

Tabelle 6

Störungen der Oberflächensensibilität bei nur 5 von 34 Kranken der sächsischen Sippe

	Nr. der Tafel	Alter in Jahren	Schweregrad der Atrophien	Sensibilitätsstörungen Schweregrad B	S	T	Lokalisation
Mann	(*28*)	60	schwer	■■□	□□□	■■□	li. Bein und Unterarm
Frau	(*36*)	51	schwer	□□□	■■□	■■■	li. Hand und Fuß
Frau	(*33*)	52	mittelschwer	■□□	■□□	■□□	li. Fuß
Frau	(*44*)	30	mittelschwer	■■□	■■□	■■□	Zehen
Mann	(*56*)	25	schwer	■□□	□□□	□□□	Zehen

B = Berührung, S = Schmerz, T = Temperatur

Schweregrad der Ausfälle: ■■■ = stark
■■□ = deutlich
■□□ = schwach
□□□ = keine Ausfälle

um einen Zufallsbefund. Die beiden Kranken mit den schwersten Sensibilitätsstörungen haben auch schwere Atrophien. Wohl *nicht* zufällig ist, daß sich die schwersten Ausfälle bei Kranken im Alter von über 50 Jahren finden. Soweit das vorliegende Material eine Beurteilung gestattet, kann gesagt werden, daß nur bei einzelnen Merkmalsträgern dieser Sippe Störungen der Oberflächensensibilität aufgetreten sind. Ausgedehnte Ausfälle finden sich nur bei den Schwerstkranken. Ob eine nervale oder vasomotorische Störung das Primäre ist, läßt sich nicht entscheiden. Alle Qualitäten der Oberflächensensibilität sind etwa in gleicher Weise betroffen. Geschlechtsunterschiede bestehen nicht.

Die Ergebnisse der Untersuchung des Vibrationsempfindens sind in Tabelle 7 wiedergegeben. Wenn man von wenigen Ausnahmen absieht, finden sich die stärksten Ausfälle bei den ältesten Kranken jeder Gruppe. Allerdings sind sie bei den Schwerkranken beiderlei Geschlechts deutlicher als bei den Merkmalsträgerinnen mit rudimentären Atrophien. Wenn man die Meinung von Bronisch und Huber und die Untersuchungsergebnisse von Howell mitberücksichtigt (bei 200 gesunden Altersrentnern über 65 Jahre fand er die Vibrationsempfindung häufig herabgesetzt), kann man aus Tabelle 7 folgendes ablesen: Neben der physiologischen Zunahme der Vibrationsempfindungsstörungen im Alter ist eine Abhängigkeit vom Schweregrad der Muskelatrophie unverkennbar. Beide Geschlechter werden bei gleichem Schweregrad und Alter gleichstark von der Pallanästhesie betroffen.

Tabelle 7

Störungen des Vibrationsgefühls bei 20 von 34 Kranken der sächsischen Sippe

Männer		Frauen					
schwerkrank		schwerkrank		mittelschwer		rudimentär	
Füße und Unterschenkel	62 J.	Füße und Unterschenkel	77 J.	Füße und Unterschenkel	67 J.	Zehen	75 J.
Arme und Beine	60	Füße und Unterschenkel	55	Zehen	66	keine Ausfälle	72
Arme und Beine	51	Arme und Beine	51	Zehen	52	Füße	63
Füße	45	Füße	51	keine Ausfälle	52	Zehen	55
Zehen	38	keine Ausfälle	38	Füße	30	keine Ausfälle	44
keine Ausfälle	35	Zehen	27	Zehen	28	keine Ausfälle	43
Füße	25					keine Ausfälle	23
keine Ausfälle	25					keine Ausfälle	23
keine Ausfälle	20					keine Ausfälle	17
keine Ausfälle	19						
keine Ausfälle	18						
Zehen	11						
keine Ausfälle	7						
13		6		6		9	

Ausdehnung der Ausfälle des Vibrationsgefühls:

= Arme und Beine
= Füße und Unterschenkel
= Füße
= Zehen
= keine Ausfälle

Die Zahlen geben das Alter der Kranken in Jahren an. Über der gestrichelten Linie sind die Kranken von 45 Jahren und älter aufgeführt.

Kritisch muß man aber dazu sagen, daß auch der Prüfung der Vibrationsempfindung wenigstens in dieser Sippe keine diagnostische Bedeutung zukommt, da die Schwerkranken an den Muskelatrophien hinreichend zu erkennen sind und die Ausfälle der Vibrationsempfindung bei den Rudimentärformen den Verhältnissen bei Gesunden entsprechen dürften.

i) Kälteparese

Seit langem ist das Symptom der Kältelähmung bei der neuralen Muskelatrophie bekannt, ohne daß es anfänglich besonders beachtet wurde. Später hat meines Wissens DAWIDENKOW (1927) die Bezeichnung ,,Kaltparese" als erster angewendet, die im deutschen Sprachgebrauch bald in ,,Kälteparese" umgewandelt wurde. DAWIDENKOW selbst nannte Autoren, welche die Symptomatik der Kälteparese schon früher mehr oder weniger präzise wiedergegeben hatten: CHARCOT und MARIE (1886), HÄNEL (1890), ROTH (1895), EGGER (1896), REINHARD (1897) und RAYMOND (1903).

DAWIDENKOW fand Kälteparesen in zwei von ihm untersuchten Familien mit neuraler Muskelatrophie und glaubte, dadurch einen neuen ,,Biotyp" der Krankehit abgrenzen zu können. Auch später wurde das Symptom wiederholt beobachtet (MAHLSTEDT 1933; ZIJLSTRA, 1938; BOETERS, 1938 u. a.) und regelmäßig in den Lehr- und Handbüchern erwähnt; man hat allerdings den Eindruck, daß heute der Kälteparese nicht mehr die Beachtung geschenkt wird, die DAWIDENKOW erwartet hatte. Das kann mehrere Ursachen haben. Die ausführlichen kasuistischen Berichte über die neurale Muskelatrophie werden immer spärlicher, vor allem weil die Publikation eines oder mehrerer Fälle kaum noch Neues zu bringen vermag. Andererseits haben die Mitteilungen der letzten Jahrzehnte häufig genetische Probleme zum Inhalt, wobei die klinische Darstellung des Einzelfalles zu kurz kommt. — DAWIDENKOW nimmt es wunder, daß vor ihm außer REINHARD und HÄNEL nicht schon viele andere Autoren auf die Kälteparese als familieneignes Symptom bei neuraler Muskelatrophie hingewiesen haben. Das dürfte seinen Grund wohl darin haben, daß in Mittel- und Osteuropa der Winter den Kranken ganz anders zu schaffen macht als in West- und Südeuropa. Daß in Moskau eher als in Paris *spontane* Berichte der Kranken zu erwarten sind, liegt auf der Hand. DAWIDENKOW charakterisiert das Verhalten der Kranken mit Kälteparese folgendermaßen: ,,Natürlicherweise leiden die Patienten im Winter stärker unter dieser Erscheinung als im Sommer. Um die Kaltparese zu vermeiden, stecken die Männer ihre Hände in die Taschen, die Frauen wärmen sie in den Achselhöhlen;" und weiter: ,,um letztere (die Wiedererwärmung) zu beschleunigen, halten die Patienten die Hände in den Achselhöhlen oder in warmem Wasser, trinken heißen Tee und wärmen die Hände am Glase." DAWIDENKOW schließt aus der Tatsache, daß die Kälteparese nicht nur in einer, sondern in drei verschiedenen Geschwistergruppen einer von ihm beobachteten Familie vorkommt, daß es sich nicht um eine zufällige, individuelle Variation, sondern um eine ,,ständige Sondereigenschaft der untersuchten Familie" handele. Bei seinen Kranken betraf die Kälteparese nur die Hände, nicht die Füße, in einem Fall war die Bewegung der Lippen und damit das Sprechen bei Kälte erschwert. Die beiden von REINHARD beschriebenen Brüder hatten dagegen die gleichen Erscheinungen auch an den Füßen. Eine kausale Erklärung ,,durch rein mechanische Vorgänge, wie chronische Störungen der Zirkulation, die zu einer ständigen Temperaturerniedrigung der Extremitäten führen", lehnt DAWIDENKOW ab. ,,Offenbar handelt es sich um eine eigenartige Empfindlichkeit des Nerven-Muskelapparates, die durchaus nicht allen Fällen von Amyotrophie eignet." Anders denkt KROLL darüber, der 2 Jahre später meint, die Kälteparese bei neuraler Muskelatrophie unterscheide sich nicht prinzipiell von den anderen angioneurotischen Syndromen, die bei den verschiedensten Krankheiten auftreten. Wer von beiden recht hat, ist bis heute nicht entschieden, allerdings auch wenig diskutiert worden, da nur wenige Untersucher größere eigene Erfahrungen sammeln konnten. Weitere Forschung ist notwendig, um diese Frage endgültig zu beantworten. Vielleicht können die Beobachtungen und Untersuchungen bei Kranken der sächsischen Sippe einen Beitrag dazu liefern.

Ich vermag nicht genau anzugeben, wieviele meiner Kranken ich nach der Kältelähmung gefragt habe. Bei 7 ist sie mit Sicherheit vorhanden, zum Teil in ganz ähnlicher Form wie in früheren Beobachtungen. Nur von ganz wenigen, wenn nicht überhaupt nur von einer einzigen kranken Frau, wurde *spontan* darauf hingewiesen. Bei den 7 Kranken handelt es sich um 3 Männer und 4 Frauen. Sechs von ihnen gehören Generation VII an und waren bei der Untersuchung 30—51 Jahre alt. Der siebente, bei dem die Kälteparese nur wenig ausgeprägt auftritt, ist der Sohn einer Kranken, bei der auch eine deutliche Kälteparese besteht. Die Symptomatik stellt sich folgendermaßen dar:

50 40jähriger Mann mit schweren Atrophien an Armen und Beinen. Es wurde schon berichtet, daß er gegen Kälte der Hände auffallend unempfindlich ist. Wenn alle Leute Handschuhe tragen, braucht er noch keine; seine Hände kühlen auch bei Kälte nicht so leicht ab. Werden die Hände aber einmal sehr kalt, so tritt eine lähmende Kraftlosigkeit ein.

48 35jähriger Mann mit schweren Atrophien. Seit der starken Verschlimmerung der Atrophien vor 5 Jahren bemerkt er eine Ungeschicklichkeit der Hände bei Abkühlung und eine fast völlige Bewegungslosigkeit bei starker Kälte.

47 38jährige Frau mit deutlichen Atrophien. Die Beschwerden sind ganz ähnlich wie bei ihrem Bruder (*48*).

44 30jährige Frau mit einem mittelstark ausgeprägten Krankheitsbild. Sie berichtete spontan, daß ihre ohnehin schon geschwächte Handkraft im Winter und beim Waschen in kaltem Wasser noch weiter abnimmt.

40 42jährige Frau mit schweren Atrophien. Ihre Kältebeschwerden erinnern an die des zuerst genannten Kranken. Gegen Kälte ist sie eher unempfindlich; wenn jedoch ein bestimmter Grad von Abkühlung erreicht ist, sind ihre Hände wie gelähmt und die Finger nehmen eine gekrümmte Haltung an. Hierbei empfindet sie keine Schmerzen.

36 51jährige Frau mit starken Atrophien. In der Kälte werden die Hände und Füße „steif", die Finger haben dann keine Kraft und „bleiben unbeweglich stehen".

56 25jähriger Mann, Sohn von *36*. Sehr schweres Krankheitsbild schon in jungen Jahren. Bei Kälte werden alle Bewegungen langsamer bei relativ erhaltener Kraft. Diese Erscheinung betrifft Hände und Füße.

Ein anderer Kranker, ein 45 jähriger Mann (*30*), der jetzt nicht über eine ausgeprägte Kältelähmung klagt, berichtete, daß er als 6jähriger Junge zum ersten Mal eine Schwäche in den Beinen nach einem kalten Bad im Freien verspürt habe. Bei verschiedenen anderen Kranken ist es schwer zu entscheiden, ob die Kältestarre schwerer ist als bei Gesunden oder ob sie noch im Bereich des Physiologischen liegt. Eindrucksmäßig kann ich der Feststellung Dawidenkows beipflichten, daß es Kranke gibt, „die nicht die geringste Andeutung dieses Symptoms zeigten". Wiederum nur eindrucksmäßig muß ich ergänzend sagen, daß es sich dabei aber wohl um Kranke handelt, die nicht das Vollbild der Krankheit aufweisen, bei der sächsischen Sippe also vorwiegend um Frauen mit rudimentären Symptomen.

Die Abbildungen 37 und 38 zeigen das Ergebnis von Abkühlungsversuchen an je einer Hand von 2 Schwerkranken, einem Mann und einer Frau. Es wurde die Handkraft gemessen, insbesondere die Kraft des M. opponens pollicis und der Fingerbeuger, indem der Kranke den Gummiball eines Tonometers mit den Kuppen von Daumen und Fingern zusammenpreßte. Der maximale Zeigerausschlag wurde registriert. Jede Serie von Messungen dauerte 1—2 Minuten. Bei beiden Kranken erfolgte die Untersuchung am Abend nach der Tagesarbeit. Bei der Frau (*47*) zeigte zwar die rechte Hand eine größere Empfindlichkeit gegen Kälte als die linke, der M. opponens pollicis erwies sich rechts aber als so paretisch, daß die Funktionsprobe an der anderen Hand durchgeführt werden mußte. Bei dem Mann (*50*) wurde die rechte Hand untersucht. Nach der Anfangsmessung mußte die Hand bis zu einer Markierungslinie 3 Querfinger oberhalb des Processus styloides ulnae in Wasser von +8°Celsius eintauchen. Dank dem Wärmeschutz des Thermosgefäßes erwärmte sich das Wasser in der nächsten Viertelstunde nur bis auf +13 °C. (Diese Versuchsbedingungen entsprechen annähernd denen von DAWIDENKOW, der die Hand in Wasser von +7 °R, das sind etwa +9 °C, eintauchen ließ.) Danach wurde die Hand rasch abgetrocknet und sogleich die zweite Messungsserie durchgeführt. Nach weiteren 5 Minuten, während derer sich die Hand an der Luft bei einer Zimmertemperatur von etwa +20 °C erwärmte, folgte die dritte Messung und nach abermals 5 Minuten Erwärmung, diesmal aber in Wasser von +37 °C, die vierte Messung. In beiden Fällen

Messung der Handkraft nach Abkühlung zum Nachweis der Kälteparese

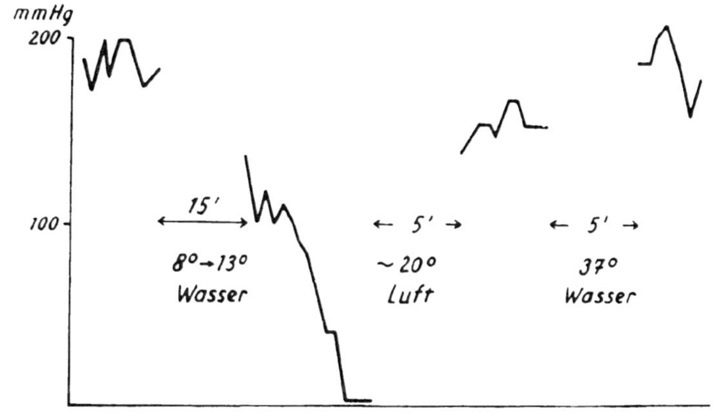

Abb. 37. 38jährige Frau (*47*) mit starker Handatrophie. Bei der Prüfung des Drucks zwischen Daumenkuppe und Fingerkuppen mit dem Tonometer nach VON RECKLINGHAUSEN ergeben sich als Ausgangswerte 170—200 mm Hg. Nach 15 Min. Abkühlung der Hand in Wasser von anfangs 8 °C, am Ende 13 °C, sind ein deutliches Nachlassen der Kraft und eine rasche Ermüdbarkeit zu verzeichnen, so daß schon nach 1—2 Min. die Handkraft erschöpft ist. Nach 5 Min. Erwärmung in der Luft tritt eine wesentliche Besserung ein, und nach 5 Min. weiterer Erwärmung in Wasser von 37 °C ist die anfängliche Kraftentfaltung wieder vorhanden.

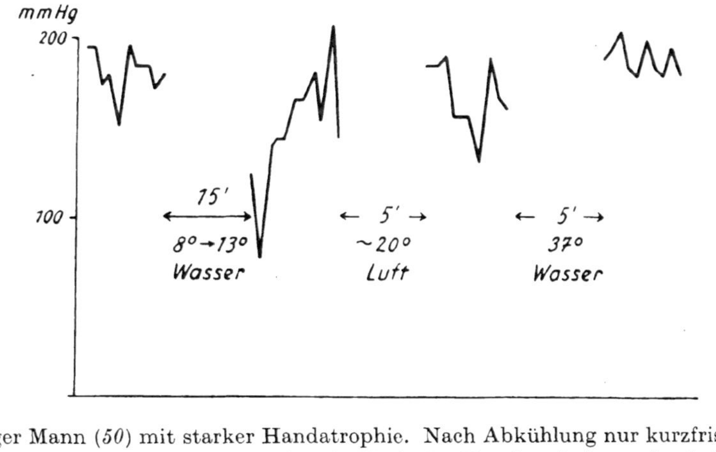

Abb. 38. 40jähriger Mann (*50*) mit starker Handatrophie. Nach Abkühlung nur kurzfristige Kälteparese. Mit zunehmender Erwärmung steigt die Kraft der Handmuskeln rasch wieder an.

trat durch die Abkühlung eine „Kälteparese" ohne Schmerzen ein, die sich im Absinken der maximalen Druckwerte um etwa 80 mm Hg zeigte. Während bei der Frau im Laufe der nächsten 1—2 Minuten die Kraft bis zur völligen Erschöpfung absank, stiegen die Druckwerte beim Manne rasch wieder an. Erst nach Erwärmung an der warmen Luft besserte sich bei der kranken Frau die Handkraft und erreichte nach Erwärmung in warmem Wasser endgültig die anfänglichen Druckwerte. Offenbar beruht dieser Unterschied auf einer graduellen Differenz der Kälteparese: Bei der Frau hält sie länger an, so daß ihre Hand schnell ermüdet, während die Hand des Mannes —vielleicht durch raschere Wiedererwärmung infolge besserer Durchblutung — ihre Kraft früher zurückerlangt. Diese Vermutung findet eine Stütze in einer Beobachtung der kranken Frau: Die Patientin hatte schon lange bemerkt, daß nach stärkerer Abkühlung die Kraft ihrer Hände erst nach längerer Erwärmung, selbst am Ofen, wiederkehrte.

Auf Grund der Beobachtungen an der sächsischen Sippe möchte ich die Kälteparese nur als Symptom der neuralen Muskelatrophie, nicht aber als Merkmal eines besonderen ,,Biotyps" werten.

k) Hypertrophische Neuritis als Symptom der neuralen Muskelatrophie

DEJERINE und SOTTAS berichteten 1893 über ,,névrite interstitielle, hypertrophique et progressive de l'enfance", ein Krankheitsbild, das weitgehende Ähnlichkeit mit der neuralen Muskelatrophie hat, das sich aber durch eine Hypertrophie der Nervenstämme und Friedreich-ähnliche Symptome auszeichnet. 1912 beschrieb HOFFMANN die ,,progressive hypertrophische Neuritis", der später von seinem Schüler SLAUCK unter dem Namen ,,Hoffmannsche Krankheit" eine gewisse Eigenständigkeit als Krankheitsgruppe der neuralen Muskelatrophie zugeschrieben wurde. Beobachtungen aus letzter Zeit weisen wieder mehr auf die nosologische Verwandtschaft der neuralen Muskelatrophie und der hypertrophischen Neuritis hin. Dafür sprechen auch die pathologisch-anatomischen Befunde, nach denen es alle Übergänge (,,eine kontinuierliche Reihe") von der Auflockerung des Endoneuriums bei der neuralen Muskelatrophie, die zum Teil ohne makroskopisch nachweisbare Verdickung der Nerven verläuft, bis zu den enormen Verdickungen der Nerven bei der hypertrophischen Neuritis (DEJERINE-SOTTAS) gibt (KRÜCKE 1955). Diesbezüglich sind Berichte bemerkenswert, wonach in Familien mit neuraler Muskelatrophie nebeneinander Kranke *mit* und *ohne* Nervenverdickungen vorkommen, so zum Beispiel bei ANDRÉ VAN LEEUWEN (Familie Smits), BOETERS (Familien 25 und 37), FRANÇOIS und DESCAMPS (Familie Joly), TKATSCHEW, wohl auch bei ANDRÉ VAN LEEUWEN und MOREAU (Familie Smans-Loon). Diese klinischen Beobachtungen wie auch die

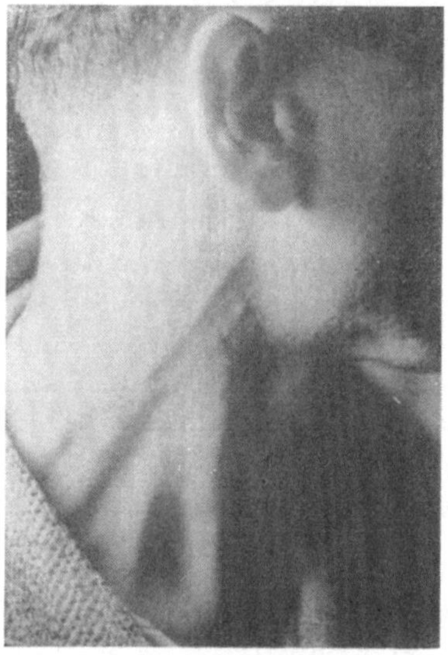

Abb. 39. *30*: Verdickter Nervus auricularis magnus (oberer Strang) und Vena jugularis superficialis dorsalis (darunter).

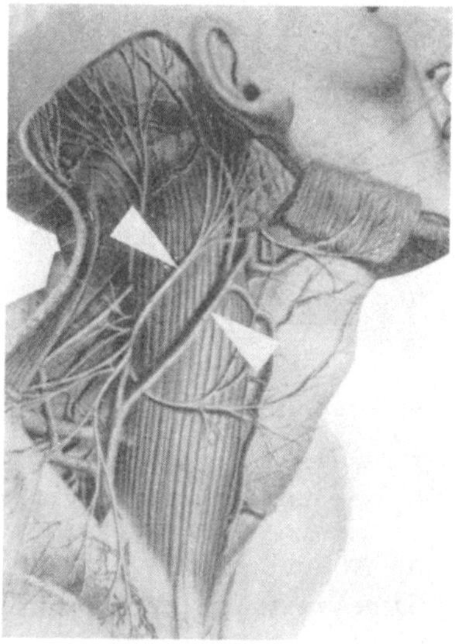

Abb. 40. Zum Vergleich die Abbildung eines Präparates von SOBOTTA. Die Pfeile zeigen auf Nerv (oben) und Vene (unten).

genannten pathologisch-anatomischen Erhebungen besagen also, daß die Hypertrophie der peripheren Nervenstämme — wenigstens in einem Teil der Fälle — als *Symptom der neuralen Muskelatrophie* anzusehen ist. Diese Meinung wurde schon vertreten von CURTIUS, PETTE u.a. Besonders interessant ist der letzte Bericht von DAWIDENKOW (1954), nach dem er in den Nachkriegsjahren bei 35 Kranken mit neuraler Muskelatrophie in 40% eine Verdickung der Nervenstämme fand. Es ist sicher, daß dieses Symptom um so häufiger gefunden wird, je intensiver man danach sucht. Allerdings ist wohl auch mehr als bei anderen Symptomen bei der Beurteilung der Nervenverdickung die subjektive Bewertung maßgebend. BRASCH äußerte sich 1903 in der Berliner Gesellschaft für Psychiatrie und Nervenkrankheiten über diesen Punkt sehr vorsichtig, da Verdickungen der Nervenstämme am Bein womöglich durch den Muskelschwund vorgetäuscht werden können. Sicher ist jedoch, daß die hypertrophische Neuritis als Symptom der neuralen Muskelatrophie nicht selten vorkommt.

Auch in der sächsischen Sippe fanden sich Kranke mit hypertrophischen Nervenstämmen. Überzeugend konnte die Verdickung des N. auricularis magnus an einem 45jährigen Kranken (*30*) bei Seitwärtsdrehung des Kopfes dargestellt werden (Abb. 39). Sie war beiderseits deutlich vorhanden, während man nicht sicher entscheiden konnte, ob es sich bei den tastbaren Strängen an den Extremitäten auch um verdickte Nerven handelte.

l) Zur Frage der nosologischen Beziehungen der neuralen Muskelatrophie zur Heredoataxie und zur progressiven Muskeldystrophie

Über diese Frage ist viel diskutiert worden. Zahlreiche klinische Beobachtungen — teils Kombinationsformen, teils Nebeneinandervorkommen von neuraler Muskelatrophie und Heredoataxie in einer Familie — deuten darauf hin, daß sich beide Krankheiten nosologisch nahestehen (ANDRÉ-VAN LEEUWEN, BABEL, VAN BOGAERT, FRANCESCHETTI, KLEIN und MONTANDON; AUSTREGESILO, BEAUCHESNE, BIELSCHOWSKY, BIEMOND, BOETERS, VAN BOGAERT, VAN BOGAERT und MOREAU, BORGES FORTES, CHESSA-PERLE, CONRAD und OTT, DAWIDENKOW, FINDLAY, GALOTTI, GÖTZE, GRÖNQVIST, HOBHOUSE, KULKOW und PLAKCHINA, LEGRAND, DESRUELLES und MANOUVRIER, SPILLANE, STUCKI und LUBAN). Von pathologisch-anatomischer Seite wird dieses bestätigt (KRÜCKE u. a.). Die Frage im Einzelfall lautet nur: Zu welcher Krankheit soll man die Übergangsform rechnen? STRÜMPELL, BOETERS und WEITZ neigen dazu, sie zur neuralen Muskelatrophie zu zählen. VAN BOGAERT nimmt auf Grund mehrerer Beobachtungen an, daß es sowohl eine neurale Muskelatrophie mit Friedreichsymptomen als auch eine Friedreichsche Krankheit mit Symptomen der neuralen Muskelatrophie gibt.

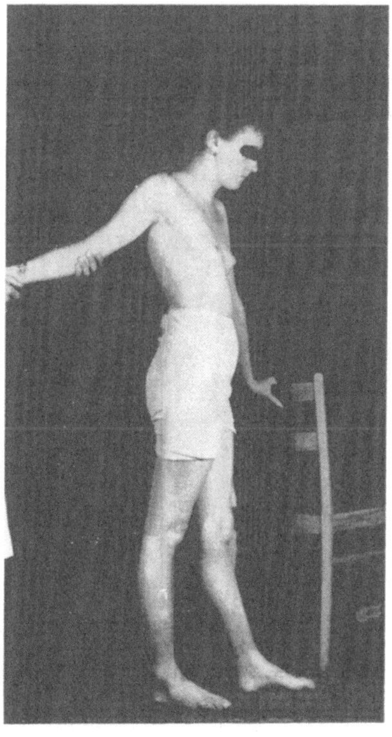

Abb. 41. *55*: Lokomotorische Ataxie. Die Kranke muß sich beim Gehen festhalten. Durch die Erregung beim Fotografieren ist sie auch schon im Stehen unsicher.

In der sächsischen Sippe findet sich nur eine Kranke, die gewisse Züge einer Heredoataxie aufweist. Es ist die 27jährige Anni G. (*55*) (Abb. 41). Etwa 1 Jahr bevor sich die ersten Anzeichen der neuralen Muskelatrophie bemerkbar machten, trat eine lokomotorische Ataxie auf. Zu dieser Zeit wurden auch psychische Veränderungen und ein Tremor manifest. Inwieweit ein seelisches Trauma für die Auslösung des rhythmischen Tremors, der sich bei Erregungen verstärkt und vom Kopf auf den ganzen Körper übergreift, ursächlich in Frage kommt, läßt sich nicht entscheiden. Vielleicht ist mit 14 Jahren auch eine Encephalitis abgelaufen.

Zusammenfassend läßt sich sagen: Es handelt sich — im Rahmen der Sippenuntersuchung gesehen — um eine sichere neurale Muskelatrophie, die durch eine Hinterstrangataxie kompliziert ist.

Und nun zur Frage der *Übergänge zur Muskeldystrophie*: Die Anerkennung von Übergangsformen war anfangs sehr umstritten. Mit der Zeit ist aber eine Anzahl Beobachtungen mitgeteilt worden, die für ein solches Vorkommen sprechen. WEITZ sagt dazu, daß die reinen Formen viel häufiger seien, die Existenz der „unreinen" müsse aber auch anerkannt werden. Immerhin ist es fraglich, ob solche Übergangsformen in genetischer Beziehung selbständige Krankheiten darstellen. Wollte man das annehmen, so müßten alle befallenen Mitglieder der Familie das gleiche Krankheitsbild aufweisen. In einem solchen Fall sollte man nach WEITZ besser von Mischformen sprechen. Als Mischform zwischen neuraler Muskelatrophie und progressiver Muskeldystrophie kann wohl die skapulo-peroneale Form angesehen werden, die 1890 erstmals von SACHS, später u. a. vor allem von DAWIDENKOW beschrieben wurde. Letzterer hat dieses Krankheitsbild auch in den letzten Jahren öfter gesehen. Andere Zwischenformen wurden von COHN sowie ELKINGTON beschrieben. STERN wie auch BORNSTEIN sahen jeweils in einer Geschwisterreihe die annähernd reinen Formen beider Krankheiten nebeneinander vorkommen. G. WOHLFART und S. u. G. WOHLFART vermuten auf Grund klinischer und histologischer Untersuchungen wie auch FRIEDERICHS u. KIRNBERGER auf Grund von Untersuchungen des Muskelstoffwechsels Übergangsformen.

Nach anderen Mitteilungen erscheint die an die Muskeldystrophie erinnernde Abweichung vom üblichen Bild der neuralen Muskelatrophie nur als ein *Symptom*; so zum Beispiel die Mitbeteiligung der Muskulatur des Schultergürtels, die meist spät und zuweilen nur einseitig auftritt (ACHARD u. THIERS, AOYAMA, BOETERS, BRASCH, DAWIDENKOW, HOFFMANN, VON KÜGELGEN, REINHARD, SIEMERLING u. a). Auch die Mitbeteiligung des Beckengürtels ist so aufzufassen (BOETERS, DAWIDENKOW, TRÖMNER u. a.). VAN BOGAERT sah eine Facies myopathica und bei einem anderen Kranken Halsmuskelatrophien bei neuraler Muskelatrophie. Sehr aufschlußreich sind diesbezüglich die Untersuchungen an einer Sippe mit neuraler Muskelatrophie von LIETZ, der bei Prüfung der elektrischen Erregbarkeit der Muskulatur pathologische Veränderungen an der Rumpfmuskulatur in gleicher Weise wie an den Extremitätenmuskeln fand.

Und schließlich gibt es eine ganze Reihe von Beobachtungen, bei denen Pseudohypertrophien in geringerem oder stärkerem Grade vorhanden waren (DÄHNHARDT, DAWIDENKOW, EULENBURG, GORDON, VON KÜGELGEN, VAN ROON, STARK, STEINTHAL u. a.). Bei dieser letzten Gruppe erscheint es fraglich, ob es sich wirklich um ein Symptom der neuralen Muskelatrophie handelt oder um eine konstitutionelle Variante. Vorgetäuscht werden kann die Wadenverdickung außerdem im Anfangsstadium der Erkrankung dadurch, daß das untere Drittel der Unterschenkel schon stark atrophiert, die Wadenmuskulatur aber noch erhalten ist.

In der sächsischen Sippe kommen keine Übergangs- oder Mischformen vor, vielmehr ist die einheitliche Symptomatik bei der Größe der Krankenzahl bemerkenswert. Eine geringe Abweichung vom üblichen Bild zeigten lediglich 2 von 3 Schwestern (*44* u. *45*) im Alter von 30 und 28 Jahren, bei denen eine Verdickung der Waden auffiel. Dies ist auch von anderen Autoren gelegentlich schon beschrieben worden. BODECHTEL nimmt als Ursachen dafür eine lokale Adipositas und trophische Ödeme an. In unserem Fall dürfte es sich am ehesten um eine familiäre Eigentümlichkeit handeln, die vielleicht vom gesunden Elternteil stammt und die gar nichts mit der Krankheit zu tun hat.

m) Ophthalmologische Untersuchungen

Während bei den Heredoataxien Augensymptome fast regelmäßig vorhanden sind, gehören sie bei der neuralen Muskelatrophie nicht zu den obligatorischen Erscheinungen. Da es aber offenbar eine Reihe von Mischformen gibt, findet man auch öfter Augensymptome neben typischen Myatrophien. Vielleicht ist es aber auch so, daß dort von Mischformen gesprochen wird, wo Augenstörungen auftreten, obgleich es sich in Wirklichkeit nur um ein Symptom der neuralen Muskelatrophie handelt.

An erster Stelle ist der *Nystagmus* zu nennen, der meist als Horizontalnystagmus auftritt (BEYERMANN, BORGES FORTES, DAWIDENKOW, FRIN, GORDON, HOBHOUSE, ROZANSKI, SCHNEIDER u. ABELES u. a.).

Ferner sind zahlreiche Pupillenstörungen bekannt geworden, bei denen die *reflektorische Pupillenstarre*, nicht selten bei intakter Konvergenzreaktion, am häufigsten ist (BORNSTEIN BRASCH, DELL'ACQUA, FRANÇOIS u. DESCAMPS, FREITAS-JULIÃO, POTTS u. WILSON, SCHULTZE, SOLTZ). SLAUCK wie auch STÖRRING sahen Pupillotonie. Bei der hypertrophischen Neuritis nach DEJERINE-SOTTAS ist die reflektorische Pupillenstarre pathognomonisch (Familienuntersuchung von CREUTZFELDT, CURTIUS u. KRÜGER). Das Vorkommen einer Pupillenstarre bei neuraler Muskelatrophie erklärt PETTE damit, daß gelegentlich auch einmal höhergelegene Zentren von der Krankheit betroffen werden können.

Als dritte Gruppe von Augenstörungen ist die *Opticusatrophie* zu nennen (BALLET u. ROSE, FOSSATI, GORDON, KRAUSS, SAINTON (2 Fälle), SCHNEIDER u. ABELES, VIZIOLI u. a.). BRIHAYE, NENQUIN-KLAASSEN u. BERTHOLET, die einen weiteren Fall beschrieben, konnten 1956 sogar 17 Fälle im Schrifttum aufzeigen. KRAUSS sieht in der peripher in den Ganglien der Netzhaut beginnenden und zentripetal cerebralwärts fortschreitenden Atrophie ein Analogon zu den Atrophien der Extremitäten.

In der sächsischen Sippe wurden keine wesentlichen pathologischen Augenbefunde erhoben, doch war die Untersuchung längst nicht bei allen Kranken vollständig möglich. Ambulant wurden die Licht- und Konvergenzreaktion der Pupillen geprüft und ein Nystagmus ausgeschlossen. Außerdem wurden 10 Kranke vom Augenarzt eingehend untersucht[1]. Dabei wurden lediglich bei den beiden Schwestern (*44* u. *45*) mit den voluminösen Waden einmal ein Blickrichtungsnystagmus beim Blick nach beiden Seiten und einmal nur ein vielleicht etwas verstärkter Einstellnystagmus beim Blick nach links gefunden. Bei dem 8jährigen Sohn (*62*) der letzteren fand sich bei der ersten Untersuchung ein feinschlägiger horizontaler Dauernystagmus beim Blick nach beiden Seiten, ein Befund, der bei der Nachuntersuchung nach einigen Monaten nicht wieder zu erheben war. Diesen Mikrosymptomen kann man wohl noch keine wesentliche Bedeutung beimessen. Es bleibt abzuwarten, wie sich die Krankheit bei den beiden Schwestern weiterentwickelt.

Bei den ophthalmologischen Untersuchungen wurden keine tapetoretinalen Degenerationen gefunden. Das bei einem Kranken abgeleitete Elektroretinogramm[2] erbrachte einen normalen Befund. Die von mir eingeleiteten Prüfungen auf Farbtüchtigkeit mit den Farbprüftafeln von ISHIHARA ergaben bisher normale Verhältnisse.

n) Beobachtungen zur symptomatischen Therapie

An therapeutischen Maßnahmen der verschiedensten Art hat es nicht gefehlt. Drei Gruppen müssen unterschieden werden: die medikamentöse, physikalische und operative Behandlung.

[1] Die Mehrzahl der Untersuchungen verdanke ich Herrn Oberarzt Dr. Löwe von der Leipziger Universitäts-Augenklinik (Direktor: Prof. Dr. Sachsenweger).

[2] Die Untersuchung hat dankenswerterweise Herr Kollege Dr. W. Lehnert von der Leipziger Universitäts-Augenklinik (Direktor: Prof. Dr. Sachsenweger) durchgeführt.

Bei der ersten Gruppe stehen die Vitamine im Vordergrund: Vitamin E, B_1, B_{12}, Nikotinsäure und Vitamin C (DAWIDENKOW (1954), FUTER u. SERGEITSCHUK, PICCHIO u. PODO, STARK). Ferner wurden Glykokoll, Inositol, Kaseinhydrolysate, Dibasol, Adrenalin, Pilocarpin, das Alkaloid Pachykarpin, Pankreon, männliches Sexualhormon u. a. verabreicht (DAWIDENKOW (1938), FUTER u. SERGEITSCHUK, HERZOG, KOSTAKOW, PICCHIO u. PODO, STARK, VOLLBORN). DAWIDENKOW (1954) nennt auch Bluttransfusionen.

An physikalischen Maßnahmen sind vor allem Massagen, Hydrotherapie, Bewegungsübungen, elektrische Behandlung und die Calcium-Iontophorese angewendet worden (DAWIDENKOW (1938 u. 1954), FUTER u. SERGEITSCHUK, LOETSCH, PICCHIO u. PODO). Die Beurteilung des Erfolges schwankt zwischen Optimismus und Resignation. Bei den Berichten über auffallend gute Besserungen (durch Hormone [HERZOG], durch Glykokoll [KOSTAKOW]), ist man geneigt, ex juvantibus die Diagnose anzuzweifeln. Glaubwürdig ist, daß durch verschiedene physikalische Maßnahmen die Leistungsfähigkeit etwas gebessert werden kann. KASPER berichtet über Besserung von Intentionstremor und Muskelwogen und vor allem Nachlassen der Schmerzen in Armen und Beinen nach Röntgenbestrahlung der Armnervenplexus und der Wirbelsäule. — Schließlich kommen orthopädische Maßnahmen in Betracht, über die schon große Erfahrungen vorliegen. PICCHIO u. PODO haben 14 Kranke behandelt, RAMSEY u. MCCARROLL 20 Kranke und JACOBS u. CARR angeblich sogar 80 Kranke. Es wurden vor allem Sehnentransplantationen zur Behebung der Supination des Fußes, Keilresektionen zur Besserung des Hohlfußes, Arthrodesen der Fußgelenke zur Erzielung eines besseren Haltes bei stark erschlaffter Fußmuskulatur und Klumpfußkorrekturen mit zum Teil befriedigendem Erfolg durchgeführt (DEBRUNNER, FRAENKEL, JACOBS u. CARR, PICCHIO u. PODO, RAFFAN, RAMSEY u. MCCARROLL, SAXL, SPILLANE u. a.). Zu beachten ist dabei, worauf auch PICCHIO u. PODO hinweisen, daß die blutigen Eingriffe an Weichteilen und Skelett nicht zu zeitig vorgenommen werden, um den Operationserfolg nicht durch weitere Progredienz der Atrophien zu gefährden. KASPER berichtet über einen Kranken, bei dem die Operation zu einer vierteljährigen Besserung führte. Dann mußten noch mehrere Operationen durchgeführt werden, und schließlich bekam der Kranke Schienenhülsenapparate.

Wir wissen aus dem Schrifttum und aus vielfältigen Beobachtungen an der sächsischen Sippe, daß die relativ langsame Entwicklung der Muskelatrophie zu Anpassungen und Kompensationen Zeit gibt, so daß häufig eine erstaunliche Geschicklichkeit und lange Erhaltung der Arbeitsfähigkeit resultieren. Außer der schon erwähnten Mitteilung von GUILLAIN berichteten BOETERS (1938), CURTIUS, GÖDDE, KROLL, RAYMOND sowie THIÉBAUT, ISCH u. ISCH-TREUSSARD u. a. über eine bemerkenswert lange erhalten gebliebene Arbeitsfähigkeit ihrer Kranken. Solche Ausgleichsvorgänge gibt es sowohl an der Hand wie am Bein. Stört man sie durch vorzeitige blutige Eingriffe, so kann man mehr Schaden anrichten als nützen. Wir möchten die Ansicht von SAXL unterstützen, der empfiehlt, frühzeitig die Fehlhaltung des Fußes durch einfache und leichte (!) orthopädische Heilbehelfe zu beseitigen. Ausgesprochene Fehlformen sollen — zum richtigen Zeitpunkt — der operativen Behandlung zugeführt werden.

Als Hilfsmaßnahmen haben sich bei einigen Kranken der sächsischen Sippe Bandagen der Füße, zum Teil unter Einbeziehung der Unterschenkel, bewährt. Bei der Durchsicht des Schrifttums fand ich ähnliche Hinweise bei EICHHORST (1873) und DAWIDENKOW (1927). Von einem meiner Kranken wurde ich auf eine besonders einfache und bequeme Möglichkeit zur Behebung des Hängefußes aufmerksam gemacht. Er trägt seit längerem einen orthopädischen Schuh, der hinten eine verlängerte Walkkappe hat, die den Heidelberger Winkel ersetzt. Wenn der Schuh aus geeignetem Leder angefertigt wird, ist er nicht schwerer als ein gewöhnlicher hoher Schuh. Bei einigen berufstätigen Schwerkranken wurde angeregt, sie jährlich zu einer 4wöchigen Kur in ein Rehabilitationsbad für Poliomyelitiskranke zu schicken. Dort sind die Voraussetzungen für die geeignete physikalische Behandlung gegeben.

Da sich in fortgeschrittenen Fällen die Atrophie des M. opponens pollicis besonders störend auswirkt, kann man bei solchen Kranken eine Arthrodese des Carpometacarpalgelenks des Daumens empfehlen, um die Greiffunktion zu bessern. Bei je einem Kranken aus der Beobachtung DAWIDENKOWS (1927) und aus der sächsischen Sippe mußte der Daumen beim Schreiben angedrückt bzw. mit einem Gummiband adduziert werden. In einem solchen Falle erscheint die operative Fixation des Daumens durchaus indiziert.

Zum Schluß möchte ich auf eine Beobachtung hinweisen, die mir von einer Kranken (*47*) mitgeteilt wurde und die bei Nachforschungen und Nachprüfung auch ihr Bruder (*48*) und ein Vetter (*50*) bestätigten. Vielleicht zufällig sind es gerade die drei Kranken, die eine ausgeprägte Kälteparese haben. Alle drei empfinden nach dem Genuß von Bohnenkaffee eine Besserung des Ganges: der Gang wird etwas leichter und flotter, der Schritt gleichmäßiger, es muß nicht so „gestiegen" werden (gemeint ist der Steppergang). Einer dieser Kranken (*50*) berichtete, das „Verkrampftsein" (er meint wohl die Lähmung) der Hände sei nach Kaffeegenuß auch etwas gemildert. — Der Kranke H. E. (*48*) kann die Füße besser anheben, bekommt dadurch „mehr Gewalt über die Füße" und „gewinnt an Sicherheit beim Gehen", wenn er eine Tasse Bohnenkaffee und ein bis zwei Glas Wein trinkt. Die Beobachtung eines günstigen Einflusses von Alkohol steht ganz im Gegensatz zu dem, was ein anderer Kranker (*27*) der sächsischen Sippe berichtete, der $^3/_4$ Stunden lang nach dem Genuß eines Glases Bier wegen Unsicherheit nicht gehen kann. Ein Versuch bei der 38jährigen kranken Frau J. E. (*47*) mit 0,3 Coffeinum purum hat ergeben, daß dadurch der Gang auch gebessert wird; allerdings machte sich ein Zittern der Hände etwas störend bemerkbar. Aus diesen wenigen Beobachtungen kann noch nichts Endgültiges gefolgert werden. BOETERS (1938) hat aber auch mitgeteilt, daß sich bei einem 57jährigen Kranken (Familie 1) die Bewegungsbehinderung durch Alkohol besserte.

Es ist natürlich schwer zu sagen, ob bei diesen vorübergehenden Besserungen nicht psychische Faktoren eine Rolle spielen. Immerhin scheint die Beobachtung der Nachprüfung wert. Auch eine passagere Erleichterung kann bei besonderen Anlässen für den Kranken von Bedeutung sein.

o) Anhang. Der isolierte „hohe Spann" als konstitutionelle Variante ohne Zusammenhang mit der neuralen Muskelatrophie

Wie schon mehrfach berichtet, bereiteten Abweichungen von den normalen Körperformen gelegentlich nicht unerhebliche differentialdiagnostische Schwierigkeiten bei der Abgrenzung gegenüber den Rudimentärformen der neuralen Muskelatrophie. Die wichtigste Form war dabei der sogenannte hohe Spann, eine verstärkte Längswölbung des Fußskeletts, die meist doppelseitig gleichstark entwickelt ist. Abb. 42 zeigt einen ausgeprägten hohen Spann bei einem beschwerdefreien 44jährigen Mann der Sippe. Die Sehnenreflexe, besonders die Achillessehnenreflexe, sind normal auslösbar. Es besteht keine Fußheberschwäche; der Hackengang ist — soweit es der hohe Spann erlaubt — gut möglich (Abb. 43). Andere Fußdeformierungen wie Krallenzehen oder Varuskomponente fehlen. Die Handmuskeln sind normal ausgebildet; ihre Funktion ist intakt. Sensibilitätsstörungen fehlen. Keine Beschwerden beim Gehen. Der Erbgang ist offenbar dominant autosomal, da keine Generation übersprungen wird und die Vererbung auch vom Vater auf den Sohn erfolgen kann. Der isolierte hohe Spann kommt in fast allen Teilen der Sippe gelegentlich vor.

Nach Symptomatik und Erbgang kann also gesagt werden, daß es sich beim isolierten hohen Spann mit Sicherheit nicht um eine Rudimentärform der neuralen Muskelatrophie handelt, sondern um eine konstitutionelle *Skelettvariante ohne Krankheitswert.* Daß er gelegentlich in einer Familie neben neuraler Muskelatrophie vorkommt, muß als zufälliges Zusammentreffen angesehen werden. Seit diesen Beobachtungen habe ich bei meinen Patienten mit inneren Leiden stets auf den hohen Spann geachtet und habe ihn in gleicher Häufigkeit wie in der sächsischen Sippe immer wieder gefunden.

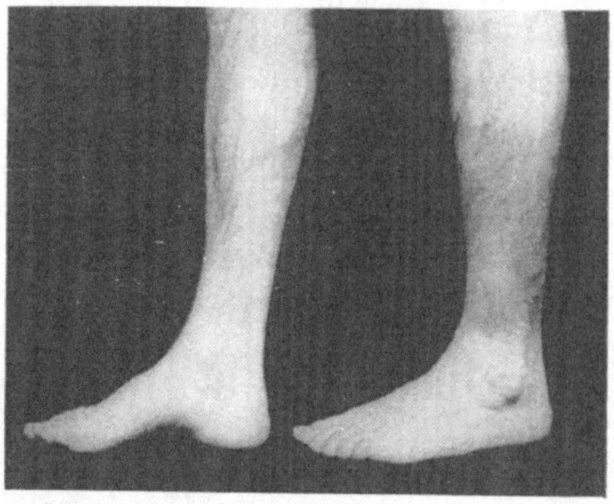

Abb. 42. Isolierter hoher Spann bei einem gesunden 44jährigen Mann der sächsischen Sippe. Es handelt sich um eine Skelettvariante, die nichts mit der neuralen Muskelatrophie zu tun hat.

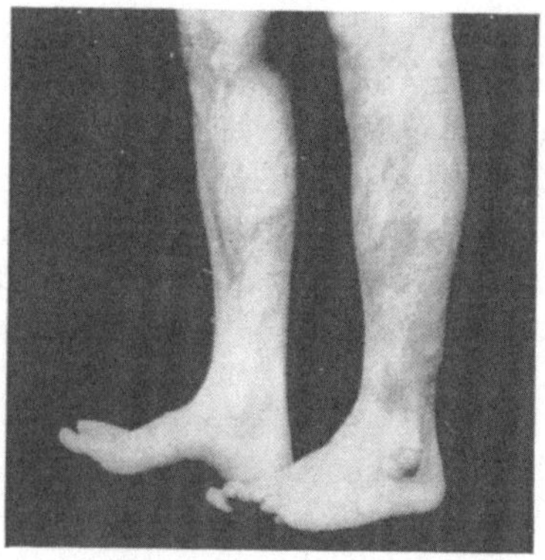

Abb. 43. Derselbe Mann: Der Hackengang ist tadellos möglich, die Achillessehnenreflexe sind gut auslösbar.

II. Genetische Analyse

a) Aufklärung des Erbgangs in der sächsischen Sippe als dominant X-chromosomal

Bei den Untersuchungen an der sächsischen Sippe war von Anfang an aufgefallen, daß es unter den kranken Frauen verschiedene Schweregrade gab: Schwer- und Leichtkranke und solche, die nur rudimentäre Zeichen ohne Krankheitswert aufwiesen. Da die Vermutung nahelag, daß man gleiche Verhältnisse auch bei den Männern erwarten dürfte, wurden zunächst etliche Männer mit hohem Spann für abortiv erkrankt gehalten. Erst Nachuntersuchungen, zum Teil in der Klinik unter zusätzlicher Verwendung apparativer Untersuchungsmethoden, brachten endgültige Klarheit, daß *bei den Männern dieser Sippe keine Rudimentärformen* von neuraler Muskelatrophie vorkommen, wenigstens nicht nach dem 20. Lebensjahr. Die bei den Männern anfangs auf rudimentäre neurale Muskelatrophie verdächtigen Abweichungen von der Norm konnten sämtlich als konstitutionelle Varianten bzw. als Phänokopien aufgeklärt werden. Neben dem öfter vorkommenden hohen Spann und vereinzelten entzündlichen peripheren Nervenerkrankungen machte ein offenbar durch exogene Schädigung entstandenes, mit neuraler Muskelatrophie zum Verwechseln ähnliches Krankheitsbild (Abb. 6) besondere differentialdiagnostische Schwierigkeiten (siehe auch im Kapitel über Elektromyographie). Nach Ausscheiden der konstitutionellen Varianten und Phänokopien war eindeutig erwiesen, daß es *Rudimentärformen nur unter den Frauen* gibt, während *Schwerkranke bei beiden Geschlechtern* vorkommen. Weiterhin war ein zahlenmäßiges Überwiegen der weiblichen über die männlichen Merkmalsträger[1] bemerkenswert, da es im Gegensatz zu allen Angaben im Schrifttum stand, die auf einigermaßen großen Zahlen basieren. Die Tatsache schließlich, daß *kranke Männer* nur *kranke Töchter und nur gesunde Söhne* haben, ließ keinen Zweifel mehr an einer „geschlechtsgebundenen" Vererbung, die sich bei weiterer Analyse als *dominanter X-chromosomaler Erbgang mit wahrscheinlich vollständiger Penetranz* erwies.

Die starken Unterschiede in der Expressivität der Krankheitserscheinungen bei den Frauen verdienen besondere Beachtung. Verständlicher als mit den üblichen Termini „unregelmäßig dominant" oder „intermediär dominant" kann man die klinischen Befunde definieren als abgestufte Dominanz bei den heterozygoten weiblichen Merkmalsträgern. Wir wissen heute, daß es eine Skala der Dominanzgrade gibt, die kontinuierlich von vollständiger Dominanz über schwache Dominanz, intermediäres Verhalten und schwache Rezessivität bis zu starker Rezessivität reicht (Rieger und Michaelis). Diese Dominanzabstufung findet sich bei den autosomalen Erbgängen jeweils in annähernd gleicher Weise bei beiden Geschlechtern. Beim X-chromosomalen Erbgang spielen die Geschlechtsunterschiede des Dominanzgrades dagegen eine so große Rolle, daß sie meist — wie auch in diesem Falle — ausschlaggebend sind für die Erkennung der X-chromosomalen Vererbung. Vollkommene Dominanz und vollkommene Rezessivität sind nur die Grenzfälle dieser Skala und müssen nicht einmal am häufigsten vorkommen. Bei den X-chromosomalen Erbleiden überwiegt die Rezessivität, dann folgt betreffs der Häufigkeit das intermediäre Verhalten, und den kleinsten Anteil stellen die dominanten Merkmale dar (nach Waardenburg). Dabei muß noch gesagt werden, daß häufig

[1] Der Begriff „Merkmalsträger" umfaßt sowohl die wirklich Kranken als auch die Sippenangehörigen mit rudimentärer Symptomatik, die sich nicht krank fühlen.

überhaupt keine sichere Entscheidung darüber gefällt werden kann, zu welcher Gruppe eine Krankheit zu rechnen ist. Bei kritischer Prüfung der wenigen bisher bekannt gewordenen X-chromosomal vererbten Krankheitsbilder mit dominantem Verhalten des pathologischen Gens muß festgestellt werden, daß vollkommene Dominanz, wenn überhaupt, dann nur ausnahmsweise vorkommt (S. 75). Wie bei der neuralen Muskelatrophie findet sich in der Regel eine mehr oder weniger abgestufte Dominanz bei den weiblichen Merkmalsträgern. Trotzdem sollte man in diesen Fällen m. E. von dominantem Verhalten sprechen, um keine Verwirrung zu stiften.

b) Beweise für dominanten X-chromosomalen Erbgang in der sächsischen Sippe

1. Dominanz mit wahrscheinlich vollständiger Penetranz

Zur Bestimmung des Vererbungsmodus wurde bei den Kindern von Kranken in allen übersehbaren Geschwisterreihen die Zahl der Merkmalsträger in Beziehung gesetzt zur Anzahl aller ausreichend beurteilbaren Personen. Zu den *Belasteten* wurden gerechnet: von den Lebenden die selbst untersuchten Merkmalsträger; von den Verstorbenen die durch verläßliche Überlieferung als krank geschilderten. Da sich die lebenden Überträgerinnen — wie später dargelegt wird — bei der Untersuchung ohne Ausnahme als *Merkmalsträger* erwiesen, kann man mit größter Wahrscheinlichkeit annehmen, daß auch die 4 Überträgerinnen in den früheren Generationen Merkmalsträger gewesen sind. Sie wurden daher in der Sippentafel mit den fortlaufenden Nummern wie die Merkmalsträger bezeichnet und sind bei den folgenden Berechnungen mit diesen in einer Gruppe zusammengefaßt. Als *Gesunde* wurden diejenigen angesehen, die nach meiner persönlichen Untersuchung symptomfrei waren, vorausgesetzt, daß die Männer das 10., die Frauen das 20. Lebensjahr überschritten hatten. Geschwisterreihen unter dieser Altersgrenze wurden für diese Berechnung nicht berücksichtigt, es sei denn, daß bei allen Geschwistern Klarheit erzielt werden konnte. Die meisten Schwierigkeiten bereitete naturgemäß die Beurteilung der ältesten Generationen. Als gesund angenommen wurden Angehörige der Generationen IV bis VI dann, wenn unter ihren Nachkommen keine Kranken bekannt geworden waren, vorausgesetzt, daß die Zahl der Nachkommen nicht zu klein war. Früh Verstorbene und Personen, von denen keine sicheren Nachrichten vorlagen, wurden nicht berücksichtigt.

Bei diesem Vorgehen muß man allerdings damit rechnen, daß gelegentlich einmal ein Merkmalsträger mit rudimentärer Symptomatik übersehen wird, wenn er keine oder nur wenige — und dann gesunde — Kinder bzw. spätere Nachkommen hat. Dieser Fehler wird kompensiert dadurch, daß die entsprechenden gesunden Geschwister auch nicht berücksichtigt werden. Außerdem waren infolge der geographisch günstigen Verhältnisse eingehende Umfragen und Nachforschungen möglich, so daß solche Fehler bei der Berechnung der Relation von Kranken zu Gesunden praktisch nicht ins Gewicht fallen, wie die folgende Statistik zeigt.

Das Ergebnis dieser Auszählung ist überraschend: in den 37 verwertbaren Geschwisterreihen finden sich 61 Merkmalsträger unter 121 Geschwistern, also 61 Merkmalsträger und 60 Gesunde. Davon entfallen auf den kleineren Sippenzweig in 6 Geschwisterreihen 11 Merkmalsträger und 12 Gesunde, auf den größeren Sippenzweig in 31 Geschwisterreihen 50 Merkmalsträger und 48 Gesunde.

Nur am Rande sei vermerkt, daß in der einzelnen Geschwisterschaft der Prozentsatz der Kranken erheblich schwankt, nämlich von „0%“ (0 von 4 Geschwistern) bis „100%“ (3 von 3), ein Hinweis, daß man mit statistischen Aussagen auf Grund kleiner Zahlen vorsichtig sein soll.

Auf Grund dieser eindrucksvollen Zahlen erübrigt es sich, irgend ein anderes Verfahren zur Morbiditätsberechnung heranzuziehen. Bei Anwendung des „abgekürzten Verfahrens“ nach

WEINBERG ergeben sich in diesem Falle Schwierigkeiten, da Männer und Frauen eine stark differente Gefährdungszeit haben. Als Gefährdungsperiode müßte für Männer etwa das Alter von 7 bis 15 Jahren angesetzt werden. Bei den Frauen dagegen müßte wegen des Vorkommens von Abortivformen unterschieden werden, ob sie untersucht wurden oder ob sich die Beurteilung nur auf Mitteilungen gründet. Im ersten Fall käme eine Gefährdungszeit von 15 bis 25 Jahren, im anderen Fall von 20—50 Jahren in Betracht, wobei ich mir klar bin, daß diese Spanne gelegentlich noch nicht einmal ausreicht, da manche Frauen sogar noch später einer rudimentären Symptomatik keinen Krankheitswert beimessen. Auf diese Sippe angewendet, entspricht das Ergebnis des WEINBERGschen Verfahrens praktisch der oben ausgeführten Berechnung.

Da also in den Kinderreihen der Kranken das Verhältnis von Kranken zu Gesunden praktisch 1:1 beträgt (61:60), handelt es sich um einen *dominanten Erbgang.* Da sich bei der neurologischen Untersuchung alle Merkmalsüberträger ohne Ausnahme auch als Merkmalsträger erwiesen (S. 136ff.), kann eine *vollständige Penetranz* des Merkmals mit großer Wahrscheinlichkeit angenommen werden.

2. *Geschlechtsunterschiede in der Vererbung der Krankheit auf die Nachkommen*

(Kranke Väter haben nur gesunde Söhne und kranke Töchter)

Bei Betrachtung der Sippentafel fällt auf, daß nicht selten bei aufeinanderfolgenden Generationen das Geschlecht der Kranken wechselt, also zum Beispiel ein kranker Vater nur kranke Töchter hat und diese wieder nur kranke Söhne. Der erste Fall ist in der Eigenart des Erbgangs begründet, der zweite wird — wenn es nicht durch Zufall tatsächlich so ist — nur vorgetäuscht, nämlich dadurch, daß die „kranken" Töchter wegen der Geringfügigkeit der Symptomatik oft nicht erkannt werden, besonders in der jüngsten lebenden Generation. Am deutlichsten tritt solch ein Alternieren der Geschlechter unter den Kranken in dieser Sippe in der Nachkommenschaft von F. K. *(21)* in Erscheinung.

Neben dem zahlenmäßigen Überwiegen der weiblichen Kranken gab gerade das Alternieren von weiblichen und männlichen Kranken von Generation zu Generation Anlaß, die Nachkommen von kranken Männern und kranken Frauen gegenüberzustellen. Dabei ergab sich, daß kranke Männer nur kranke Töchter und gesunde Söhne, nicht aber gesunde Töchter und kranke Söhne haben, während in der Nachkommenschaft von kranken Frauen sowohl kranke und gesunde Söhne wie auch kranke und gesunde Töchter vorkommen. Tabelle 8 und 9 geben eine Übersicht über diese Befunde: 10 kranke Väter haben 8 gesunde Söhne und 15 kranke Töchter; 26 kranke Mütter haben 23 kranke Söhne, 21 kranke Töchter, 23 gesunde Söhne und 26 gesunde Töchter. Das bedeutet ein Verhältnis der 4 Gruppen von annähernd 1:1:1:1. Wenn auch die Zahlen 8 und 15 relativ klein sind, ist es doch beachtlich, daß keine Ausnahme vorkommt. Die Wahrscheinlichkeit, daß das Zahlenverhältnis 0:15 und 8:0 zufällig bei autosomal-dominantem Erbgang vorkommen kann, beträgt nur $\left(\frac{1}{2}\right)^{15+8} = \left(\frac{1}{2}\right)^{23}$. Die Zufallswahrscheinlichkeit ist also so klein, daß mit dieser Möglichkeit praktisch nicht gerechnet zu werden braucht. VOGEL hat in der von WINTERS u. Mitarb. (1957) untersuchten Sippe mit X-chromosomal-dominanter Hypophosphatämie und Vitamin-D-resistenter Rachitis ähnliche Zahlenverhältnisse gefunden: 7 befallene Männer hatten 10 gesunde Söhne und 11 kranke Töchter, jedoch keinen einzigen kranken Sohn und keine gesunde Tochter. Es handelt sich also in beiden Fällen mit an Sicherheit grenzender Wahrscheinlichkeit um einen dominanten X-chromosomalen Erbgang. In dem Vererbungsschema (Abb. 44) sind die Erbregeln dargestellt: kranke Männer können nur kranke Töchter haben, da sie nur diesen das pathologische X-Chromosom weitergeben, während ihre Söhne das normale Y-Chromosom erhalten

Tabelle 8

Nachkommenschaft der kranken Männer: nur kranke Töchter und gesunde Söhne

kranke Väter (Nr. der Sippentafel)	Anzahl der Kinder ■	●	□	○
7		1	1	
8		3		
11		5	1	
17		2		
21		3	1	
27			1	
30		1		
34			2	
39			1	
41			1	
10 Väter	0	15	8	0

Tabelle 9

Nachkommenschaft der kranken Frauen: kranke und gesunde Söhne und Töchter etwa im Verhältnis 1:1:1:1

Kranke Mütter (Nr. der Sippentafel)	Kinder ■	●	□	○
1	—	2	3	3
2	2	—	—	—
4	1	—	2	2
5	1	3	—	3
9	1	1	—	1
10	1	2	—	3
12	2	—	2	3
13	2	1	5	2
14	—	2	—	—
15	—	—	1	3
16	1	—	—	—
18	—	—	1	1
19	1	3	1	2
20	1	1	2	—
22	—	1	1	—
23	1	1	—	—
24	2	—	—	—
26	—	—	1	1
29	2	—	—	1
32	—	1	—	—
35	—	1	—	—
36	1	—	—	—
37	2	1	2	—
38	—	—	1	—
42	1	1	1	—
46	1	—	—	1
26 Mütter	23	21	23	26

(Abb. 44a). Die kranken Frauen dagegen können das X-Chromosom mit dem pathologischen Gen sowohl ihren Söhnen als auch Töchtern vererben, sie können andererseits gleichhäufig das normale X-Chromosom auf Söhne und Töchter übertragen (Abb. 44b).

Die entscheidende Frage ist also, ob sich unter den Kindern von kranken Männern wirklich kein kranker Sohn und keine gesunde Tochter findet. Der zweite Teil dieser Frage ist leicht beantwortet: Alle *lebenden* Töchter von kranken Vätern wurden bei der Untersuchung als Merkmalsträger erkannt (das spricht für *vollständige* Penetranz), und — was ebenso bemerkenswert ist — selbst in den *verstorbenen* Generationen wurden alle Töchter kranker Väter von den Nachkommen als krank bezeichnet (das spricht für die Qualität der Berichte). Hierbei ist natürlich ein gewisser Zufall im Spiel, da ja leicht eine rudimentär Erkrankte hätte als gesund bezeichnet werden können. Ein Umstand scheint mir dabei ausschlaggebend gewesen

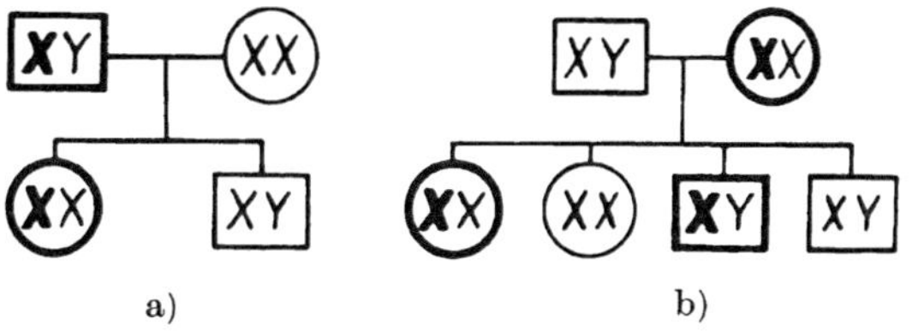

Abb. 44. Vererbungsschema beim dominanten X-chromosomalen Erbgang.

a) Kranke Männer haben nur gesunde Söhne und kranke Töchter;

b) kranke Frauen können kranke Söhne und Töchter und gesunde Söhne und Töchter haben; die dick umrandeten Symbole bezeichnen die Merkmalsträger.

zu sein: Nach meiner Beobachtung haben in dieser Sippe in früheren Generationen die meisten Frauen geheiratet bzw. Kinder gehabt. Es könnte durchaus öfter so gewesen sein wie bei den Schwestern *2* und *3*: Die Leichtkranke (*2*) hat Nachkommen, die Schwerkranke (*3*) hat keine Kinder. Daher können retrospektiv beide als belastet erkannt werden: die Schwerkranke an ihrem in die Augen fallenden Leiden, die Leichtkranke an der Erkrankung ihrer Nachkommen.

Der erste Teil der Frage, ob sich unter den Söhnen kranker Väter kein einziger Kranker findet, bedarf einer präzisen Beantwortung. Solange nicht feststand, daß ein dominanter X-chromosomaler Erbgang vorliegt, bei dem sämtliche männlichen Merkmalsträger *schwerkrank* sind, war mit Rudimentärformen auch unter den Söhnen kranker Männer zu rechnen. Daher mußte man gerade den Söhnen kranker Männer besondere Aufmerksamkeit schenken, um nicht Leichtkranke zu übersehen. Zunächst soll die Kasuistik der betreffenden 8 Söhne folgen:

Gesunde Söhne kranker Väter:

1. M. F., Sohn von G. O. (*7*).
Nach Aussage seiner 4 Jahre jüngeren Schwester und seiner 3 Kinder sei er gesund gewesen, seine Füße waren „durchgetreten"; er ist erst mit 60 Jahren verstorben, so daß Mikrosymptome mit hoher Wahrscheinlichkeit wenigstens im Alter sichtbar geworden wären. Alle 3 Kinder (Söhne von 57 und 55 Jahren und eine Tochter von 54 Jahren) konnten untersucht werden; sie sind symptomfrei.

2. O. R., Sohn von H. R. (*11*), Cellist.
Ist mit 26 Jahren an einem Nierenleiden gestorben. Er wohnte im Stammdorf und ist daher noch etlichen alten Einwohnern bekannt. Von allen, auch von seinen 4 lebenden (kranken) Schwestern wird berichtet, daß er keinerlei Krankheitszeichen hatte.

3. W. R., Sohn von F. K. (*21*).
Starb mit 19 Jahren an Lungentuberkulose. Ein naher Verwandter, der die Krankheit damals schon gut kannte, und der auch wußte, daß der Vater von W. R. schwerkrank war, hat ihn kurz vor seinem Tode auf einer Tanzveranstaltung beobachtet und keinerlei Gehbehinderung bemerkt.

4. D. T., Sohn von F. T. (*27*). 21 Jahre alt, Uhrmacher gelernt, jetzt Kraftfahrer.
Konnte stets gut laufen. Er wurde zweimal untersucht.
Befund: Keine Atrophien, normale Reflexe (PSR beiderseits lebhaft, ASR seitengleich normal auslösbar). Opposition des Daumens beiderseits gut möglich. Hackengang gut ausführbar (!). Keine Sensibilitätsstörungen.

5. B. L., Sohn von F. L. (*34*), 13 Jahre alt.

Keine Beschwerden an Händen und Füßen. Er wurde dreimal untersucht einschließlich einer stationären Beobachtung.

Befund: Keine Atrophien. Opposition des Daumens normal. Sehnenreflexe normal auslösbar, insbesondere ASR = +. Der Hackengang ist gering behindert durch einen etwas hohen Spann; die Dorsalflexion der Füße gegen Widerstand ist jedoch normal kräftig. Keine Sensibilitätsstörungen.

6. C. L., Bruder von B. L., Sohn von F. L. (*34*), 11 Jahre alt.

Keine Beschwerden.

Dieser Junge wurde im Laufe von 2 Jahren mehrfach ambulant untersucht, und es wurde stets praktisch der gleiche Befund erhoben: Die Fingergrundgelenke sind überstreckbar. Caput quadratum; schmetterlingsförmige Café-au-lait-Flecke am Rumpf; abstehende Ohren, vergrößerte Rachenmandeln. Keine sicheren Atrophien, keine eindeutige Fußdeformität. Beim Hackengang nur sehr geringes Anheben des Vorfußes möglich. Bei der Nachprüfung stellt sich allerdings heraus, daß das Fußskelett ein weiteres Anheben hemmt. Auffällig ist jedoch der Reflexbefund: PSR beiderseits abgeschwächt, der ASR ist beiderseits nicht erhältlich, lediglich mit Jendrassikschem Handgriff gelegentlich eine fragliche Zuckung. Keine signifikanten Sensibilitätsstörungen. Auf Grund der neurologischen Untersuchung bestand Verdacht auf eine abortive Erkrankung. Erst die Untersuchung in der Klinik brachte die endgültige Aufklärung, daß keine neurale Muskelatrophie vorliegt. Über verschiedene Befunde, insbesondere das Elektromyogramm, wurde bereits oben berichtet.

7. H. R., Sohn von K. R. (*39*), 15 Jahre alt, Elektrikerlehrling.

Tüchtiger Fußballspieler. Keine Beschwerden. Wurde zweimal untersucht.

Befund: Keine Atrophien, Opposition des Daumens normal, links angedeuteter Senkfuß. Sehnenreflexe normal auslösbar. Keine Störung des Hackenganges. Keine Sensibilitätsausfälle.

8. G. R., Sohn von H. R. (*41*), 24 Jahre alt, Elektriker.

Keine Beschwerden.

Befund: Keine Atrophien, Opposition des Daumens normal, normales Fußskelett, physiologische Sehnenreflexe seitengleich auslösbar, insbesondere ASR = +, Hackengang gut möglich, keine Sensibilitätsstörungen.

5 weitere Söhne kranker Väter sind als Kinder verstorben: 4 Söhne von *17*, alle im 1. Lebensjahr, 3 davon aus erster Ehe. Ferner der Sohn von *28* im Alter von 7 Jahren an Diabetes mellitus, den er von der Mutter ererbt hatte. Bei ihm waren auch keine Krankheitszeichen zu bemerken.

Abschließend kann gesagt werden: Obgleich von den zur Beurteilung geeigneten 8 Söhnen kranker Väter 3 verstorben sind, liegen über diese Verstorbenen befriedigende Berichte vor. Die 5 lebenden sind (zufällig) alle noch jung (11 bis 24 Jahre alt), doch bieten sie keine Symptome, die eine neurale Muskelatrophie wahrscheinlich machen. In einem späteren Abschnitt wird errechnet, daß das durchschnittliche Erkrankungsalter der Männer um das 10. Lebensjahr liegt (Abb. 45). Dabei ist noch zu berücksichtigen, daß es sich dabei um den *subjektiv* bemerkten Krankheitsbeginn handelt, während objektive Krankheitszeichen sicher schon viel früher vorhanden waren (zum Beispiel bei *62* mit 7 Jahren). Der gelegentlich auftauchende hohe Spann bei normalem Hackengang und gut auslösbaren Achillessehnenreflexen kommt öfter in der Sippe vor und stellt kein Mikrosymptom der Krankheit dar (s. o.). Die abgeschwächten Patellarsehnenreflexe und fehlenden Achillessehnenreflexe bei dem 11jährigen dysplastischen Jungen haben gewiß eine andere Ursache. Das von den erfahrungsgemäß zuerst erkrankten Muskeln abgeleitete Elektromyogramm fiel normal aus. Der mangelhafte Hackengang ist bei ihm nicht als Frühsymptom aufzufassen, sondern läßt sich durch eine Anomalie des Fußskeletts erklären.

Es besteht also kein Zweifel daran, daß die 5 untersuchten Söhne kranker Väter phänotypisch gesund sind.

3. Geschlechtsunterschiede in der Krankheitshäufigkeit

(Es gibt etwa doppelt so viele kranke Frauen wie kranke Männer)

Während im Schrifttum immer wieder darauf hingewiesen wird, daß das männliche Geschlecht bei den Kranken mit neuraler Muskelatrophie überwiegt, ist die Relation in dieser Sippe gerade umgekehrt: 24 kranken Männern stehen 39 kranke Frauen gegenüber, d h., nur etwa 38% der Kranken sind Männer. Wenn man dagegen das Verhältnis aller beurteilbaren Männer und Frauen in den 37 Geschwisterreihen bestimmt, so beträgt der Anteil der Männer dort 46% (56 von 121). Unter den Kranken ist also das Geschlechtsverhältnis deutlich, wenn auch noch nicht signifikant, verschoben. Die von der Norm abweichende Sexualrelation ist um so bemerkenswerter, als das Verhältnis von Kranken zu Gesunden in den Kinderreihen Kranker fast genau 1:1 beträgt, also eine Verminderung des männlichen Geschlechts weder durch Letalfaktoren noch durch Umwelteinflüsse (z. B. Kriegsverluste) wahrscheinlich ist.

Die Erklärung geben die Tabellen 8 und 9: Unter den Kindern der kranken Frauen beträgt das Verhältnis von kranken Söhnen zu kranken Töchtern 23:21. Da der kranke Elternteil der beiden kranken Schwestern *2* und *3* höchstwahrscheinlich die Mutter war (s. u.), kann auch diese Geschwisterreihe noch mitgezählt werden. Es ergibt sich dann ein Geschlechtsverhältnis von kranken Söhnen zu kranken Töchtern von 23:23. Dazukommen noch die kranken Nachkommen der kranken Männer, von denen ja nur die Töchter krank sind. Dadurch verschiebt sich die Sexualrelation auf 38:23 (Frauen zu Männern). Wenn man nun noch die beiden Frauen aus Generation I berücksichtigt, ergibt sich ein Verhältnis von 40:23. (Die jüngsten Generationen können bei der Rechnung nicht gewertet werden, da ihre Glieder noch nicht das Manifestationsalter erreicht haben.)

Das Verhältnis 40:23 entspricht annähernd dem von 2:1. Dies ist tatsächlich das Geschlechtsverhältnis der Kranken beim dominanten X-chromosomalen Erbgang, wenn er über etliche Generationen verfolgt werden kann. Tabelle 10 zeigt die theoretischen Verhältniszahlen von kranken Männern und Frauen bei diesem Erbgang. Mit zunehmender Gesamtzahl der Kranken nähert sich der Sexualquotient (GÜNTHER) immer mehr der Zahl 2.

Daß die Anzahl der kranken Frauen und kranken Männer in dieser Sippe etwas von dem 2:1-Verhältnis abweicht, kann vor allem an den relativ kleinen Zahlen liegen; aber es gibt noch zwei andere Gründe: Die Relationen der Tabelle 10 gelten nur für den Fall, daß alle Nachkommen von *einem* Kranken abstammen; in der sächsischen Sippe ließ sich dagegen kein

Tabelle 10

Krankenzahlen beim dominanten X-chromosomalen Erbgang

Generation	Kranke[1]		Summe[2]		Sexualquotient
	Männer	Frauen	Männer	Frauen	$\frac{w}{m}$
I		1	0	1	(1,0)
II	1	1	1	2	(2,0)
III	1	3	2	5	(2,5)
IV	3	5	5	10	2,0
V	5	11	10	21	2,1
VI	11	21	21	42	2,0

w = weiblich m = männlich.

Der Sexualquotient nach Günther $\left(\frac{w}{m}\right)$ beträgt bereits nach wenigen Generationen 2,0.

[1] Zahl der Kranken in dieser Generation.

[2] Summe der Kranken von Generation I an bis zu der betreffenden Generation.

gemeinsamer Urahn auffinden, so daß 2 Kranke an der Spitze zweier verschiedener Sippenteile stehen. — Der zweite Grund ist darin zu sehen, daß etliche schwerkranke Männer — die ja nur *weibliche* kranke Nachkommen haben können — auf Nachkommen verzichtet haben (S. 68).

Es muß hier erwähnt werden, daß der Geschlechtsunterschied in der Krankheitshäufigkeit für die Erkennung des Erbgangs bei dieser Sippe ausschlaggebend war. Angeregt durch die Forschungen meines Lehrers Prof. BÜRGER über „Geschlecht und Krankheit", ging ich der auffälligen Sexualrelation der Merkmalsträger nach und fand schließlich die Erklärung dafür in der dominanten X-chromosomalen Vererbung. Daß diese Geschlechtsrelation, welche theoretisch für diesen Erbgang typisch ist, in praxi oft durch die verschiedensten Ursachen verwischt wird, soll später besprochen werden.

4. Geschlechtsunterschiede in der Expressivität

(Männer erkranken schwer; Frauen schwer oder leicht)

α) Gemessen am Manifestationsalter

Bei der Untersuchung der Sippe wurde frühzeitig klar, daß eine erhebliche Differenz des Schweregrades der Erkrankung zwischen Männern und Frauen besteht. Es gibt zwar Frauen, die genau so schwer erkranken wie die Mehrzahl der Männer, doch ist das nicht die Regel. Da sich die lebenden Kranken über 3 Generationen verteilen, ist es nicht ganz leicht, den Schweregrad der reinen Krankheitssymptome zu beurteilen; denn neben verschiedenen exogenen Faktoren erschweren nicht zuletzt auch die physiologischen Alternsveränderungen die Rubrizierung.

Durch die Erfahrung bei der Untersuchung einer so großen Sippe gelingt es freilich, grobe Fehlurteile zu vermeiden, doch bleibt die Möglichkeit eines gewissen subjektiven Fehlers bestehen. Da in vielen Einzelbeobachtungen gesichert werden konnte, daß die Schwere der Erkrankung dem Krankheitsbeginn annähernd proportional ist[1] — Schwerkranke erkranken zeitig, Leichtkranke relativ spät —, erwies sich die Registrierung des Manifestationsalters, wie sie BECKER zum Vergleich der verschiedenen Formen der progressiven Muskeldystrophie angewendet hat, als brauchbare Methode zur Beurteilung des Schweregrades.

Es wurden zu diesem Zweck von allen lebenden Kranken Angaben über den subjektiv empfundenen Krankheitsbeginn gesammelt und in Abb. 45 nach dem Geschlecht gesondert dargestellt. Dabei ergibt sich eine eindrucksvolle Diskrepanz zwischen Männern und Frauen: Die männlichen Kranken hatten die ersten Beschwerden um das 10. Lebensjahr; das Erkrankungsalter der Frauen dagegen verteilt sich auf alle Altersstufen, angefangen vom 10. Lebensjahr bis ins Senium. Bei einer ganzen Anzahl von Frauen (11 von 27) ist das Erkrankungsalter in der Darstellung noch zu niedrig angegeben, da sie infolge der rudimentären Symptomatik zum Zeitpunkt des Ausscheidens aus der Beobachtung (d. h. hier zur Zeit der letzten Untersuchung) noch nicht über Krankheitsbeschwerden klagten. Würde man bei diesen den Zeitpunkt der ersten Beschwerden abwarten und die so gewonnene Altersangabe in die Abbildung eintragen, so würde die Divergenz der beiden Treppenkurven von Männern und Frauen noch wesentlich größer. Die mit dem Pfeil angegebenen eigentlich notwendigen Korrekturen bei den 3 Männern haben ihre Ursache darin, daß 2 von ihnen den Krankheitsbeginn in der Kindheit nicht mehr genau angeben können und der jüngste von ihnen mit 7 Jahren noch keine Beschwerden, aber sichere objektive Zeichen hatte.

Bei allen diesen Zeitangaben ist natürlich zu berücksichtigen, daß es sich um Angaben über die ersten *subjektiv* bemerkten Krankheitserscheinungen handelt, denen die ersten objek-

[1] Diese Erfahrung stimmt auch mit den Beobachtungen anderer Untersucher überein.

tiven Symptome um etliche bis viele Jahre vorausgehen. Schlechtes Beobachtungs- und Erinnerungsvermögen, Indolenz und zuweilen auch das Bestreben zu dissimulieren, müssen bei einer solchen subjektiven Schätzung in Kauf genommen werden. Auch ist sicher, daß die Angaben bei alten Leuten unsicherer sind als bei jungen. Trotz alledem liegt der Wert dieser Methode auf der Hand, da die Zahlen besser als etwa Beschreibungen zum Vergleich des Schweregrades innerhalb einer Familie wie auch von Sippe zu Sippe geeignet sind.

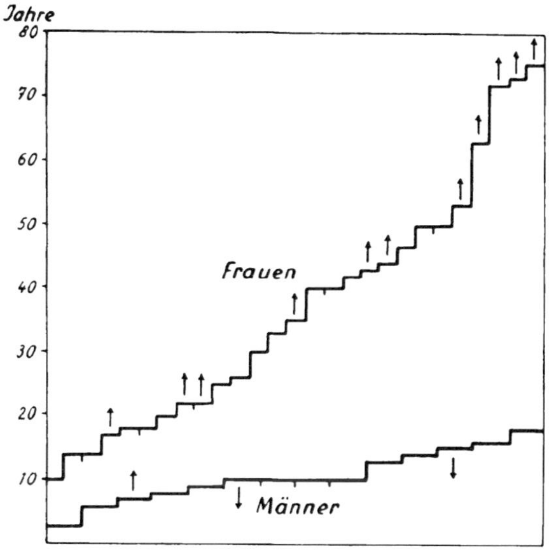

Abb. 45. Geschlechtsunterschiede im Manifestationsalter bei neuraler Muskelatrophie mit dominantem X-chromosomalem Erbgang: subjektiver Krankheitsbeginn aller lebenden Kranken der sächsischen Sippe. Die Pfeile bezeichnen die Richtung der Korrektur, die vor allem bei den Frauen notwendig ist, da bei vielen von ihnen zum Zeitpunkt des Ausscheidens aus der Beobachtung noch keine Beschwerden bestanden.

β) Gemessen an der Symptomatik

Während die eben erörterte Schätzung des Schweregrades mittels des vom Kranken angegebenen Erkrankungsalters gerade auch bei einer starken Altersdifferenz der Untersuchten annähernd vergleichbare Maßzahlen zeitigt, spielen bei der klinischen Beurteilung — also insbesondere nach neurologischen und orthopädischen Gesichtspunkten — verschiedene weitere Störfaktoren eine wesentliche Rolle, die *nach* dem Krankheitsbeginn im Laufe der Jahre oder Jahrzehnte das reine Krankheitsbild variieren und gelegentlich stark verschlimmern. Unter diesen additiven Schädigungen spielen Umweltfaktoren wie berufliche Belastung, interkurrente Krankheiten und Unfälle die Hauptrolle. Da Krankheiten und selbst berufliche Schäden in den letzten Jahrzehnten beide Geschlechter häufig in annähernd gleicher Weise betrafen, müssen die bei der sächsischen Sippe *evidenten Geschlechtsunterschiede* vorwiegend auf endogene Faktoren zurückgeführt werden, d. h. auf die Besonderheit des Vererbungsmodus.

Bei der Besprechung der Fuß- und Hand-Deformierungen wurden die verschiedenen Schweregrade dargestellt. Dabei waren die leichten Formen durch Beispiele von kranken *Frauen* belegt; dies kommt besonders bei der Schilderung der Mikrosymptome an der Hand zur Geltung, aber auch bei den elektrischen Untersuchungen, wo von den 9 Kranken, die etwa der gleichen Altersgruppe angehören, die 6 Kranken mit den schwersten Symptomen *Männer* sind (Tab. 1 u. 2).

Wenn wir nun die Kranken der Generationen III bis VIII nach der Schwere der neurologischen Symptomatik in 3 Gruppen teilen, so stellt sich heraus, daß die Männer mit Ausnahme

Tabelle 11

Gesamtübersicht über die Zahl der Kranken der sächsischen Sippe

Generation	Männer	Frauen			insgesamt		Σ
		schwerkrank	mittelschwer	rudimentär	M	F	
III	–	–	1	–	–	1	1
IV	–	1	1	–	–	2	2
V	4	–	2	–	4	2	6
VI	4	3	4	4	4	11	15
VII	8	4	6	4	8	14	22
VIII	8	–	1	4	8	5	13
	24	8	15	12	24	35	**59**
Davon wurden alle Lebenden persönlich untersucht:							
VI–VIII	14	6	9	12	14	27	41

der Jugendlichen durchweg der Gruppe der Schwerkranken angehören, während sich die Frauen auf alle drei Gruppen verteilen. Tabelle 11 und Abbildung 46 veranschaulichen diesen Befund. Die 2 männlichen Kranken mit mittelschwerer Symptomatik sind Jugendliche, bei denen die Krankheit erst begonnen hat. Die Gruppe der rudimentär Erkrankten wird überhaupt nur von Frauen gebildet. Sicher wird die eine oder andere junge Frau im Laufe des

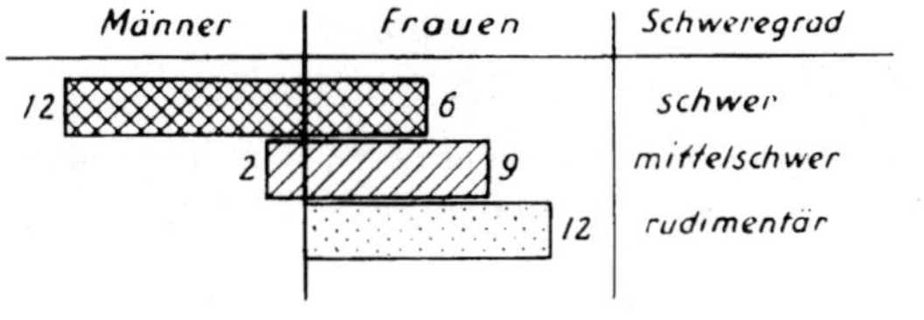

Abb. 46. Geschlechtsunterschiede im Schweregrad der Symptomatik bei den 41 lebenden Kranken. Die Zahlen bedeuten die Anzahl der Kranken in der jeweiligen Gruppe. Bei den mittelschwer erkrankten Männern handelt es sich um Jugendliche.

Lebens in eine höhere Schweregruppe rücken. Trotzdem läßt schon jetzt der Vergleich der geschlechtsdifferenten Symptomatik (Abb. 46) mit dem geschlechtsdifferenten Manifestationsalter (Abb. 45) erkennen, daß Schweregrad und Krankheitsbeginn weitgehend konform gehen.

Eindrucksvoll zeigt sich der Unterschied der Symptomatik bei den beiden Geschlechtern z. B. in der Geschwisterreihe des Propositus: Der 25jährige Propositus und sein 19jähriger Bruder haben deutliche Atrophien an Füßen, Unterschenkeln und Händen sowie eine erhebliche Fußdeformität; bei der 23jährigen ebenfalls betroffenen Schwester dagegen sieht man äußerlich lediglich einen eben beginnenden Hohlfuß und angedeutete Hammerzehen.

Im Schrifttum ist bei der neuralen Muskelatrophie häufig von Geschlechtsbegrenzung und hemmenden Faktoren beim weiblichen Geschlecht gesprochen worden. In unserem Fall ist die Hauptursache dafür wohl die Lokalisation des mutierten Gens auf dem X-Chromosom. Während beim kranken Mann, dem hemizygoten Anlageträger, die krankmachende Anlage stark zur Geltung kommen kann, da bei ihm kein zweites X-Chromosom mit dem teilweise abschwächenden Allel vorhanden ist, macht sich bei der heterozygot kranken Frau die Hemmwirkung des Allels bemerkbar, im Einzelfall allerdings individuell unterschiedlich, manchmal mehr, ein andermal weniger stark. Es gibt daher unter den kranken Frauen einen ganz beträchtlichen Teil — in dieser Sippe mehr als $^1/_3$ —, bei dem nur Mikrosymptome vorhanden sind, die keine Beschwerden verursachen. Meistens wurden diese nicht einmal bemerkt und zum Teil bei der Aufdeckung durch die Untersuchung sogar bezweifelt.

Als solche Mikrosymptome sind anzusehen:

1. eine vermehrte Längswölbung des Fußskeletts (ein „hoher Spann"),
2. fehlende oder abgeschwächte Achillessehnenreflexe,
3. erschwerter Hackengang und
4. mangelhafte Opposition des Daumens.

Der Wert dieser Symptome für die Frühdiagnose ist stark unterschiedlich.

Zu 1. Der hohe Spann ist — wie unten ausgeführt werden wird — als Einzelsymptom nicht von einem harmlosen, ebenfalls hereditären hohen Spann ohne Nerven-Muskelerkrankung zu unterscheiden.

Zu 2. Die Achillessehnenreflexe werden außer durch Neuritiden vor allem durch degenerative Alternsvorgänge stark verändert. Nach einer Untersuchungsreihe an 200 über 65jährigen Gesunden fand HOWELL, daß die Achillessehnenreflexe am frühesten erlöschen.

Zu 3. Der Hackengang ist gelegentlich durch mechanische Hemmung infolge einer Fußskelettanomalie behindert.

Zu 4. Obgleich die neurale Muskelatrophie in der Mehrzahl der Fälle an den unteren Extremitäten beginnt und dort auch die stärksten Lähmungen erzeugt, hat sich bei der Erkennung der Rudimentärformen gerade die mangelhafte Opposition des Daumens als wichtiges diagnostisches Kriterium erwiesen. In diesem Zusammenhang ist interessant zu erwähnen, daß schon CHARCOT und MARIE auf den diagnostischen Wert der Opponensschwäche hinwiesen; sie hatten es allerdings nicht mit Rudimentärformen zu tun.

Um sicher auszuschließen, daß die Opponensschwäche bei den Rudimentärformen nicht überbewertet wurde, untersuchte ich eine große Anzahl von Patientinnen aus meinem internistischen Krankengut, die keine Muskel- oder Nervenerkrankung hatten und über 65 Jahre alt waren. Dabei zeigte es sich, daß zwar im Alter eine Opponensschwäche geringen Ausmaßes nicht selten vorhanden ist, daß sie aber bei keiner der Untersuchten auch nur annähernd den Schweregrad erreichte wie bei den Kranken mit Rudimentärformen der neuralen Muskelatrophie.

Hat auch das Einzelsymptom noch keine große Bedeutung, so sind alle vier zusammen nach meiner Erfahrung geeignet, Rudimentärformen erkennen zu lassen. Daß keine der noch lebenden Töchter kranker Väter mit nur rudimentären Erscheinungen bei der Untersuchung übersehen wurde, spricht für den Wert des Symptomenkomplexes. Aus der Tatsache, daß bei Kenntnis dieser Frühsymptome vermutlich alle Erbträger, wenn sie ein bestimmtes Alter erreicht haben, ermittelt werden können, ergeben sich wichtige Konsequenzen für die Erbprognose. Darauf wird weiter unten näher eingegangen.

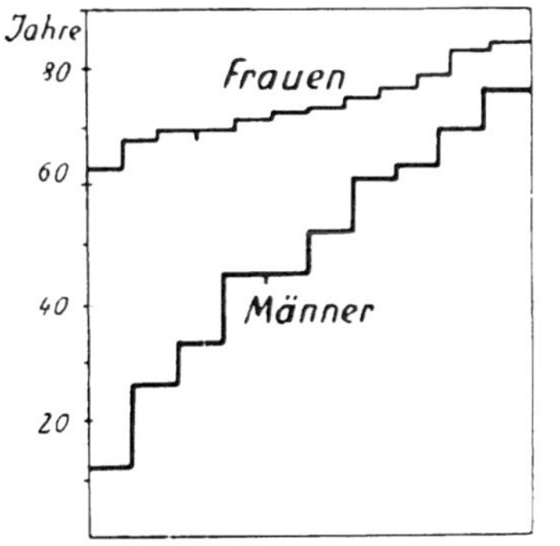

Abb. 47. Todesalter der 10 kranken Männer und 12 kranken Frauen der Generationen III bis VIII.

Wenn Geschlechtsunterschiede an der Symptomatik geprüft werden sollen, muß noch folgende Frage gestellt werden: Gibt es Geschlechtsunterschiede in der Lebenserwartung der Kranken? Wenn man das Todesalter der 10 kranken Männer und 12 kranken Frauen der Generationen III bis VIII einander gegenüberstellt (Abb. 47), so hat es den Anschein, als sei der Unterschied sehr deutlich. Während die kranken Frauen im 7. bis 9. Dezennium verstorben sind, verteilt sich das Todesalter der Männer annähernd gleichmäßig auf das 2. bis 8. Lebensjahrzehnt. Man könnte auf den Gedanken kommen, daß das schwerere Krankheitsbild der Männer daran schuld sei. Dies wäre um so eher anzunehmen, als die 12 verstorbenen

Frauen offenbar fast durchweg nur mittelschwer und rudimentär krank waren. Bei der Erhebung der Todesursachen fällt jedoch auf, daß der Tod bei einigen der am frühesten verstorbenen Männer unabhängig von der Krankheit eintrat. Der jüngste, ein 12jähriger Junge, starb an den Folgen einer Minenexplosion; einer der beiden Männer, die im Alter von 45 Jahren verstarben, litt an Blasenkrebs, der andere verstarb im Coma diabeticum. Der 26jährige Kranke dagegen verunglückte bei der Arbeit tödlich, weil er wegen seiner Gehbehinderung nicht schnell genug einem Fahrzeug ausweichen konnte. Beim Vergleich des Todesalters der übrigen Männer mit dem der Frauen besteht immer noch ein Unterschied, wenn auch kein so deutlicher mehr. Um einen Kausalzusammenhang zwischen dem schwereren Krankheitsbild und dem niedrigeren Todesalter der Männer mit Sicherheit annehmen zu können, reicht dieser Befund meines Erachtens jedoch nicht aus.

Zusammenfassend läßt sich die Frage nach einem Geschlechtsunterschied betreffs der Lebenserwartung der Kranken dahingehend beantworten, daß ein solcher am vorliegenden Krankengut nur vermutet, jedoch nicht bewiesen werden kann.

5. *Geschlechtsunterschiede in der Nachkommenhäufigkeit*

(Kranke Frauen haben mehr Kinder als kranke Männer)

Wenn es sich am vorliegenden Material auch nicht sicher nachweisen läßt, daß mit zunehmender Schwere des Krankheitsbildes die Lebenserwartung sinkt, so ist doch bemerkenswert, daß Schweregrad und Nachkommenzahl offenbar korreliert sind. Daraus, daß die Männer schwer, die Frauen durchschnittlich leichter erkranken, resultiert eine Geschlechtsdifferenz in der Nachkommenhäufigkeit. Während die Männer schon lange vor Eintritt ins heiratsfähige Alter von ihrer Krankheit wissen und darunter leiden, bemerken die weiblichen Kranken und ihre Freier in der Regel davon nichts vor der Eheschließung. Dies hat zur Folge, daß die kranken *Männer häufiger kinderlos* bleiben als die kranken Frauen: Von 39 kranken Frauen haben 5 Frauen (im Alter von 23, 27, 43, 52 und 72 [†] Jahren) und von 18 Männern 6 Männer (im Alter von 25, 26 [†], 35, 40, 51 und über 52 [†] Jahren) keine Kinder. Mir ist bekannt, daß 3 von diesen Männern bewußt auf Nachkommen verzichtet haben, da sie die Weitervererbung der Krankheit vermeiden wollten.

Weiter ist ein deutlicher Geschlechtsunterschied in der durchschnittlichen *Kinderzahl des einzelnen Kranken* festzustellen: Wenn wir die Zahlen der Tabellen 8 und 9 zugrunde legen, ergibt sich folgende Relation: 26 kranke Mütter haben insgesamt 93 Kinder, die die Voraussetzungen für die Beurteilung „krank oder gesund" erfüllen; auf 10 Mütter kommen also fast 36 Kinder. Die 10 kranken Väter haben dagegen nur 23 Kinder. Bei der Suche nach einer Erklärung für die geringere Kinderzahl bei kranken Männern besteht außer bei den 3 obenerwähnten bewußt kinderlosen Männern noch bei 5 weiteren dringender Verdacht auf willkürliche Einschränkung der Nachkommenzahl wegen der Schwere ihrer Krankheit. Soweit zu beurteilen, ist die Kinderzahl bei 4 Männern schicksalsmäßig gering und bei 4 anderen unauffällig. Die restlichen 8 männlichen Kranken aus Generation VIII sind zu einer abschließenden Beurteilung noch zu jung. Die Schätzung ergibt also, daß von 16 Männern der älteren Generationen 8 bewußt auf Nachkommen verzichtet oder ihre Kinderzahl niedrig gehalten haben. Dies ist übrigens wohl auch die Ursache dafür, daß es, dem Erbgang entsprechend, relativ zu wenig (38 oder 40 statt mindestens 46) weibliche Kranke gibt; denn kranke Väter haben ja bekanntlich nur gesunde Söhne und kranke Töchter. Diese Überlegung spricht mit dafür, daß es zur Erklärung der Verschiebung der Geschlechtsrelation bei den Kranken nicht der Annahme bedarf, rudimentär kranke Frauen seien übersehen worden.

Noch deutlicher wird die Geschlechtsdifferenz der Nachkommenhäufigkeit, wenn man in der ganzen Sippe die Zahl der Kinderreihen kranker Väter und kranker Mütter vergleicht.

Dann findet man (Tab. 8 u. 9), daß 26 Frauen, aber nur 10 Männer der Sippe Nachkommen haben. Am eindruckvollsten aber ist der Geschlechtsunterschied bezüglich der Nachkommen, wenn man in der ganzen Sippe die *Kinderzahlen aller kranken Männer* und *aller kranken Frauen* einander gegenüberstellt. Nach den Werten der Tabellen 8 und 9 ergibt sich dann ein Kinderverhältnis von 23 Kindern kranker Väter zu 93 Kindern kranker Mütter, also von 1:4. Für die letztgenannten Geschlechtsunterschiede sind natürlich *mehrere* der oben schon besprochenen Besonderheiten der Sexualdifferenz dieses Erbganges ursächlich verantwortlich. Es hat den Anschein, daß sowohl der Vergleich der Kinderreihen als auch der Vergleich der Gesamtkinderzahlen eine besonders deutliche Geschlechtsdifferenz ergeben, weil sich in ihnen *mehrere* der schon früher genannten Geschlechtsunterschiede addieren. Die Bedeutung dieser beiden Vergleiche besteht m. E. darin, daß sie Methoden darstellen, die wegen ihrer Einfachheit leicht bei der Durchmusterung von großen Sippen auf dominanten X-chromosomalen Erbgang angewendet werden können, wenn ähnliche Verhältnisse betreffs der Expressivität bei dem zu untersuchenden Merkmal vorliegen.

c) Schlußfolgerungen aus der Erbgangsanalyse für diese Sippe

1. Erklärung von Wachstum und Größe der Sippe

Für das enorme *Wachstum* der Sippe in den letzten Generationen und die damit verbundene starke Vermehrung der Zahl der Kranken kommen mehrere Faktoren ursächlich in Betracht; zunächst zwei allgemeine Gesichtspunkte: Durch die Fortschritte auf medizinischem Gebiet, die insbesondere den Rückgang der perinatalen Sterblichkeit zur Folge hatten, trat in den Jahren 1870 bis 1910 ein starkes Volkswachstum ein. Dadurch wuchs auch die absolute Zahl der Kranken in den Generationen VI und VII stark an. Zum anderen muß hier noch einmal erwähnt werden, daß die Verschonung der ländlichen Gegend von Kriegseinwirkungen sowie die Heimattreue der Bevölkerung das Sippenwachstum förderten und die Erfassung der Sippe in so großem Umfange ermöglichten.

Ferner sind einige ganz speziell diese Sippe betreffende Gesichtspunkte für das Anwachsen der Zahl der Kranken maßgebend: Wegen der frühzeitigen Manifestation der Krankheit bei den Männern sind unter diesen keine Kriegsverluste eingetreten. Die weiblichen Merkmalsträger dagegen sind in der Mehrzahl bis zum heiratsfähigen Alter nicht als solche zu erkennen, da sie in der Regel bis dahin keine Einbußen an Kraft oder Schönheit erleiden. Da auch ihre Kinder gesund und wohlgestaltet sind, bestand bis vor kurzem nicht der Wunsch nach einer Geburteneinschränkung. Die ungehemmte Vererbung der Krankheit in dieser Sippe war ferner durch die Eigenart des dominanten X-chromosomalen Erbganges begünstigt, daß die (leichtkranken) weiblichen Merkmalsüberträger rund doppelt so zahlreich sind wie die (schwerkranken) männlichen. Bei den kranken Männern wirkte sich immerhin günstig aus, daß sie durch relativ lange Arbeitsfähigkeit — nicht zuletzt infolge des starken Bestrebens, ihre körperlichen Mängel zu kompensieren — noch in der Lage waren, ihre Familie standesgemäß zu versorgen und sie vor einem Absinken in niedere soziale Schichten zu bewahren. Die Sippe hat dadurch einen solchen Umfang erreicht, daß es möglich war, etwa 1720 Sippenangehörige zu erfassen; in dieser Zahl sind die nicht vollständig weiter verfolgbaren Seitenzweige aus den ältesten Generationen (I bis III) noch nicht einmal enthalten. Um die Sippentafel nicht unnötig zu vergrößern, wurden die (genau) 500 gesunden Eheleute nicht eingezeichnet.

Wie eingangs erwähnt, besteht die Sippe aus 2 Teilen, die sich trotz Zurückverfolgung um weitere 2 Generationen über den ältesten Kranken hinaus nicht auf einen gemeinsamen kranken Urahn beziehen lassen. Wenn kein grober Irrtum im Kirchenbuch vorliegt — zu dieser Annahme besteht bei der vorbildlichen Buchführung keinerlei Anlaß — und keine außereheliche

Zeugung vorlag, kann man schließen, daß der für beide Sippenteile gemeinsame kranke Vorfahre mindestens 10 Generationen vor dem jüngsten lebenden Kranken zu suchen ist. Solche Erhebungen sind außerhalb der Schweiz größte Raritäten und meines Wissens bei der neuralen Muskelatrophie bisher nicht möglich gewesen. Als Erklärungsmöglichkeit dafür, daß ein krankmachendes Gen über lange Zeit nur in wenigen Linien fortgepflanzt werden konnte, führt SCHADE an, daß in früheren Jahrhunderten zwar große Geburtenzahlen üblich waren, jedoch eine große Sterblichkeit herrschte.

Daß es sich wirklich um die gleiche Mutation in beiden Sippenteilen handelt, wird belegt durch die gleiche Symptomatik (Schweregrad, Manifestationsalter) und den gleichen Erbgang! Daß die Mutation einer so seltenen Krankheit, dazu noch beide Male an einem Gen im X-Chromosom, auf so engem Raum *zweimal* nebeneinander aufgetreten ist, liegt praktisch *außerhalb der Zufallswahrscheinlichkeit.*

2. *Die Erbprognose und ihre Konsequenzen*

Die erblichen Krankheiten zeichnen sich vor anderen dadurch aus, daß nicht selten für die Kinderreihe oder Geschwisterschaft eines Kranken eine Prognose betreffs der zu erwartenden Erkrankungshäufigkeit gestellt werden kann. Die voraussagbare Erkrankungsziffer ist eine Prozentzahl, die die durchschnittliche Gefährdung für eine große Anzahl von Nachkommen angibt, im Einzelfall aber in hohem Grade dem Zufall unterliegt, also weder für die Geschwisterreihe verbindlich ist, geschweige denn für den einzelnen eine Bedeutung hat. Eine Ausnahme bilden diejenigen Erbkrankheiten, deren Haupt-Gen mit einem Indikator-Gen auf ein und demselben Chromosom lokalisiert ist, so daß beide also gekoppelt vererbt werden. Werden beide Gene nicht gewaltsam getrennt, so kann man an dem Auftreten des sichtbaren oder nachweisbaren Indikatorphäns auf das gleichzeitige Vorhandensein des 2. Gens schließen, und zwar schon zu einem Zeitpunkt, da sich dieses eventuell noch nicht manifestiert hat.

Ein Indikatorgen nachzuweisen und damit auch das gekoppelte Gen zu erkennen, ist Ziel der genetischen Bemühungen, weil dadurch die Erbprognose rechtzeitig gestellt werden kann. Eine ganze Reihe von Koppelungen zweier Gene ist heute schon bekannt, doch sind häufig diffizile Untersuchungen notwendig, das phänotypische Substrat des Indikatorgens nachzuweisen. Anders ist es bei den auf dem X-Chromosom lokalisierten Genen. Hier entscheidet das *Geschlecht* des Kindes eines kranken Vaters über Vorhandensein (bei den Mädchen) oder Nichtvorhandensein (bei den Jungen) der kranken Erbanlage oder des Merkmals. Für die hier mitgeteilte Sippe mit einem dominanten X-chromosomalen Erbgang mit vollständiger Penetranz ergeben sich hieraus folgende Konsequenzen: Bei den Töchtern kranker Männer steht also bereits bei der Geburt fest, daß sie Merkmalsträger werden. Es ist dadurch *möglich*, schon *frühzeitig* auf sie *Rücksicht zu nehmen*, so daß durch Ausschaltung schwerer körperlicher Belastungen zusätzliche exogene Schädigungen verhindert werden können. Gerade in der lebenden Generation VIII, welche besonders viele (z.Z. junge) männliche Kranke umfaßt, wird sich die Bedeutung der Erbprognose — hoffentlich segensreich — auswirken. Vermieden werden sollte natürlich, daß bei aller Aufklärung den betreffenden selbst oder ihren Eltern ein schweres psychisches Trauma zugefügt wird.

Das gleiche wie für die kranken Mädchen gilt natürlich erst recht für die kranken Jungen, da diese infolge der in der Regel stärkeren Expressivität des Merkmals schwerere Symptome haben. Die Erkennung der Krankheit bei Knaben ist fast durchweg schon frühzeitig möglich, so daß durch rechtzeitig einsetzende Aufklärung und prophylaktische Maßnahmen schwerwiegende Folgen vermieden werden können. DAWIDENKOW hat sich 1926 eingehend mit der Berufsberatung beschäftigt und vor allem vor großen physischen Anstrengungen, gewerblichen Vergiftungen, Arbeiten bei dauerndem Stehen und in der Kälte gewarnt. Eine zweite, nicht minder wesentliche Konsequenz der Erbprognose ist die *Erbberatung.* Obgleich die meisten

Kranken dieser Sippe durchaus als wertvolle Menschen bezeichnet werden können, die auch beruflich ihren Mann gestanden haben und nicht selten körperlich gesunden Arbeitskollegen Vorbild in der Berufsauffassung waren, entspricht es dem Wunsch vieler Kranker, daß sich das Leiden nicht weiter verbreiten möge. Andererseits ist bei etlichen der Wunsch auf Nachkommen sehr groß. Die ideale Lösung ist eine Geburtenbeschränkung auf freiwilliger Basis. Dadurch könnte (theoretisch) innerhalb weniger Generationen das Leiden in dieser Sippe ausgemerzt werden. Die Voraussetzung dafür sind die Aufklärung der Eltern kranker Kinder und die Eheberatung. CRANK u. REIDER, die über eine Sippe mit rezessiver X-chromosomaler neuraler Muskelatrophie berichteten, schlugen eine diskrete Kontrolle von Heirat und Fruchtbarkeit vor. Dieses ist in der Tat für unsere heutigen Anschauungen der humanste Weg. Zwar würde das Gesetz über den Mutter- und Kinderschutz und die Rechte der Frau vom 27. 9. 50 sogar eine Schwangerschaftsunterbrechung aus erbmedizinischer Indikation zulassen, „wenn ein Elternteil mit schwerer Erbkrankheit belastet ist“ (§ 11), doch sollte man die Anwendung dieses Gesetzes nur als „Notmaßnahme“ auffassen, die vielleicht dann in Betracht kommen kann, wenn die Angst vor einem kranken Kind eine psychotische Reaktion bei der Mutter auslöst. Daß eine freiwillige Geburtenbeschränkung sinnvoll sein kann, beweisen die Erhebungen von REED u. NEEL über Selektion und Mutation bei der Chorea Huntington. Nach diesem Bericht haben die Kranken in Michigan ihre Geburten so stark beschränkt, daß der Krankenstand infolgedessen stärker abnimmt, als durch neue Mutationen Kranke hinzukommen. Dadurch wird das Gleichgewicht zugunsten der Gesunden verschoben.

Der Vollständigkeit halber soll noch erwähnt werden, daß die Kenntnis dieses Erbmodus gelegentlich auch eine retrospektive Beurteilung der Aszendenz gestattet. Aus der Geschwisterreihe von *2* und *3* zum Beispiel kann man mit einiger Sicherheit schließen, daß die *Mutter* Merkmalsüberträgerin war, da unter den 3 zur Beurteilung geeigneten Töchtern eine (die jüngste), nach ihrer Nachkommenschaft zu urteilen, offenbar gesund war.

III. Diskussion

a) Die drei bisher bekannten Erbgänge der neuralen Muskelatrophie und die Ursachen für die späte Erkennung des 4. Erbmodus

Die erste Beschreibung durch VIRCHOW (1855) enthielt bereits den Hinweis auf den hereditären Charakter des Leidens. Es folgten Beschreibungen von Sippenerkrankungen über mehrere Generationen von HEMPTENMACHER (1862), EICHHORST (1873), OSLER (1880), HAMMOND (1881), ORMEROD (1884/85) u. v. a. Dadurch war frühzeitig der dominante autosomale Erbgang gesichert.

Bereits 1856 beschrieb EULENBURG sen. ein Brüderpaar, bei dem es sich aller Wahrscheinlichkeit nach um eineiige Zwillinge handelte. Es folgten viele Mitteilungen über solche „isolierten" oder „sporadischen" Fälle. Daneben erschienen Berichte über sogenannte „familiäre" Erkrankungen, d. h. über mehrere Kranke in einer Geschwisterreihe (BERNHARDT, 1875; SCHULTZE, 1884; u. v. a.). Beide Gruppen, isolierte und familiäre Krankheitsfälle, können entweder durch Homozygotwerden des mutierten Gens beim *rezessiven autosomalen Erbgang* zustande kommen, sie können aber auch die ersten Kranken nach einer Neumutation sein. Wie dem auch sei, die Zahl der sporadischen und familiären Fälle ist mittlerweile so angewachsen, daß berechtigte Zweifel an der Richtigkeit eines so gehäuften Vorkommens auftreten müssen. Das Verdienst von CHARCOT u. MARIE einer guten Beschreibung in Ehren! Daß sie aber 3 sporadische Kranke und 1 krankes Brüderpaar ohne eine Erkrankung in der Aszendenz gefunden haben sollen, kann ich nicht glauben, nachdem BOETERS 35 Probanden nachgegangen ist und dabei 27 sicher hereditäre Fälle fand! Bei Durchsicht der restlichen 8 Fälle von BOETERS — 3 familiäre und 5 sporadische — hält m. E. nicht ein einziger einer strengen Kritik stand, da sich die Untersuchungen auf die Probanden beschränken mußten oder auch diese nicht einmal untersucht werden konnten. Ich habe nicht den geringsten Zweifel an den Diagnosen von CHARCOT u. MARIE, doch ist es wohl sehr unwahrscheinlich, daß in Paris andere Erbverhältnisse herrschen sollten als in Schlesien.

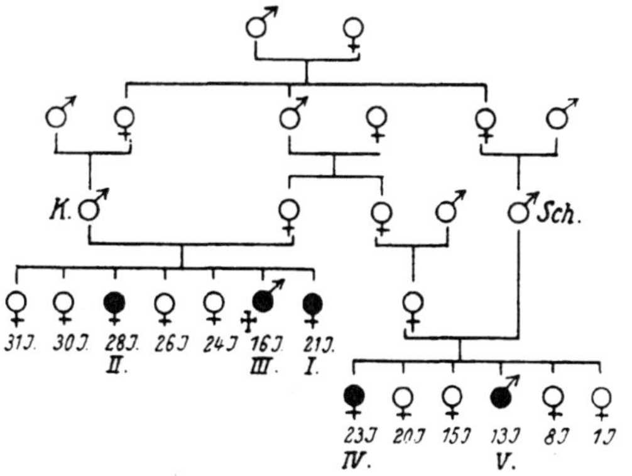

Abb. 48. Rezessiver autosomaler Erbgang bei neuraler Muskelatrophie (STEINTHAL 1929). Durch Konsanguinität wird das Leiden manifest.

Wie solche Irrtümer zustande kommen, liegt auf der Hand. Nicht mögliche oder versäumte Familienuntersuchung und Verlaß auf Anamnesen, vorsätzliches Verschweigen und vor allem Nichterkennung der Rudimentärformen in älteren Generationen durch den Laien sind schuld daran. Es gibt heute aber gewiß gesicherte Fälle von rezessivem autosomalem Erbgang. Außer den 3 oben schon genannten von EULENBERG, BERNHARDT und SCHULTZE möchte ich beispielsweise die Fälle von STEINTHAL (1929) (Abb. 48) und ALLAN (1939) erwähnen, bei denen ausgedehnte Untersuchungen der Aszendenz vorliegen.

Schließlich ist noch der *rezessive X-chromosomale Erbgang* bekannt, der schon von HERRINGHAM (1889) angenommen wurde. Wegen der in dieser Sippe *einmal* beobachteten Vererbung vom Vater auf den Sohn ist viel diskutiert worden, ob überhaupt dieser Erbgang vorliege, obgleich die Zahl von 20 erkrankten Männern sehr dafür sprach (Abb. 49). Neben den von anderer Seite erwogenen Erklärungsmöglichkeiten möchte ich noch sagen, daß auch eine Phänokopie vorgelegen haben könnte. Der lapidare Satz im Original, der Sohn sei krank gewesen, läßt aber keine Nachprüfung mehr zu. Inzwischen liegen gesicherte Beobachtungen von rezessiver X-chromosomaler Vererbung vor (ALLAN (1939); CRANK u. REIDER (1939) u. a.).

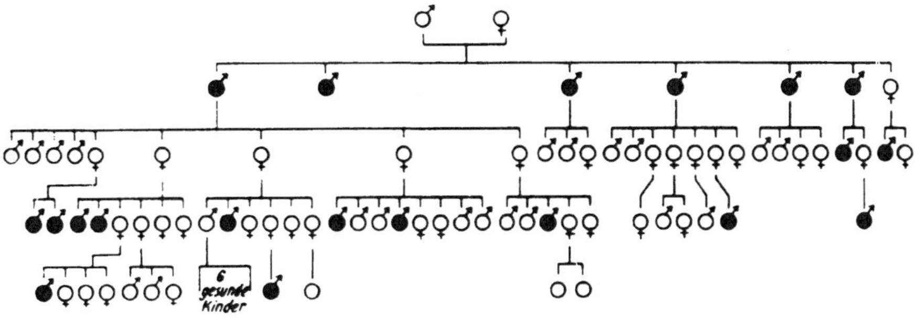

Abb. 49. Mit großer Wahrscheinlichkeit rezessiver X-chromosomaler Erbgang bei neuraler Muskelatrophie (nach HERRINGHAM 1889; Darstellung von WEITZ).

Am Rande sei erwähnt, daß *ein* Stammbaum mit neuraler Muskelatrophie aus dem Schrifttum eine Besonderheit zeigt; es ist die von POPOW (1932) beschriebene Sippe (Abb. 50), bei der in 4 Generationen 9 Männer erkrankt sind, jedoch keine Frau; einmal wird das Leiden aber von einer Frau *übertragen*. Es kommt als Erklärung des Erbgangs eine extreme Geschlechtsbegrenzung auf das männliche Geschlecht bei dominanter autosomaler Vererbung in Frage, jedoch kann auch der Zufall eine Rolle spielen.

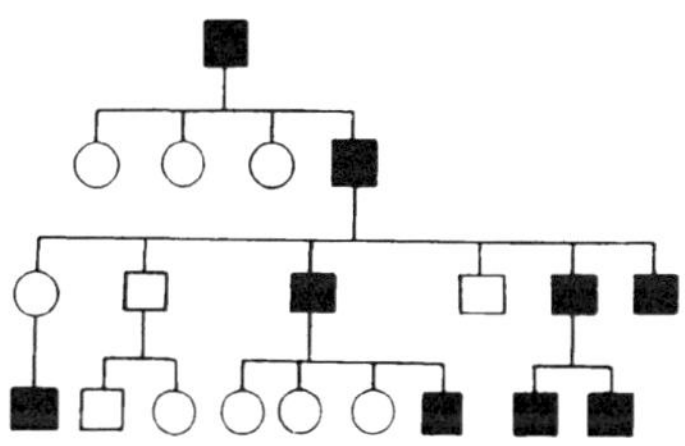

Abb. 50. Extreme Geschlechtsbegrenzung auf das männliche Geschlecht oder zufällig selektives Betroffensein der Männer in einer Sippe mit dominanter autosomaler neuraler Muskelatrophie (nach POPOW 1932).

Es kann also zusammenfassend festgestellt werden, daß seit einigen Jahrzehnten 3 Erbgänge der neuralen Muskelatrophie bekannt sind: der dominante autosomale, der rezessive autosomale und der rezessive X-chromosomale Erbgang.

Es nimmt zunächst wunder, daß der 4. Erbgang erst so spät aufgedeckt werden konnte, da doch seit Jahrzehnten intensive Forschungen über die neurale Muskelatrophie durchgeführt wurden, die häufig gerade der Aufklärung der Erbvorgänge galten. Ich erinnere nur an die monographischen Darstellungen von DE LISI (1926), DAWIDENKOW (1927), WEITZ (1930), BOETERS (1938) und DAWIDENKOW (1954) sowie an die Handbuchartikel von PETTE (1936), WEITZ (1940), BODECHTEL u. SCHRADER (1953) und nicht zuletzt an den umfassenden Handbuchbeitrag aus pathologisch-anatomischer Sicht von KRÜCKE (1955). Daneben ist eine Fülle von weiteren kleineren und größeren genetisch orientierten Arbeiten erschienen. Es ist nun nicht etwa so, daß nie an die Möglichkeit eines X-chromosomalen Erbgangs gedacht wurde, vielmehr gab es wohl verschiedene andere Gründe, die in der Regel ursächlich für die späte Entdeckung in Frage kommen. Oder sollte die vorliegende Beobachtung etwa überhaupt die einzige sein? Das halte ich für ganz unwahrscheinlich; weiter unten werde ich zu dieser Frage Stellung nehmen.

Zunächst muß damit gerechnet werden, daß der X-chromosomale Erbgang beim Menschen überhaupt relativ selten vorkommt. Zum anderen ergeben sich *bei seiner Erkennung* erhebliche *Schwierigkeiten*. Die wichtigste Voraussetzung für die Erkennung sind große Sippen die bei der zunehmenden Binnenwanderung, Verstädterung und Abnahme der Kinderzahlen immer seltener werden. Lediglich in der Schweiz sind noch zum Teil einigermaßen günstige Verhätlnisse anzutreffen. — Tabelle 12 gibt einen Überblick über die 26 größten mir bekannt gewordenen Sippen. Die Aufzählung umfaßt neben den Sippen mit dominantem auch solche mit rezessivem X-chromosomalem Erbgang (HERRINGHAM, ALLAN). Die Zahl der „großen" Sippen mit neuraler Muskelatrophie ist bemerkenswert klein, und nur wenige entsprechen in der Größenordnung der sächsischen Sippe. Noch mehr überrascht freilich die kleine Zahl der von den Autoren persönlich untersuchten Kranken, die ich bei den größten Sippen mit angeführt habe. Da doch in der Regel das Interesse des Untersuchers vor allem den Kranken gilt und überdies die Untersuchung Gesunder erfahrungsgemäß oft erheblichen Schwierigkeiten begegnet, kann man annehmen, daß auch die Zahl der untersuchten Gesunden selten groß war. Die sächsische Sippe, die vergleichsweise mit angeführt wird, weist dagegen nicht

Tabelle 12

Die größten mir bekannten Sippenbeobachtungen aus dem Formenkreis der neuralen Muskelatrophie

Gesamtzahl der Merkmalsträger	Autoren	Jahr	persönlich untersuchte Kranke
15	EICHHORST	1873	
15	HARRINGTON	1888	
15	DE LISI (Sippe A)	1926	
16	ALESSANDRINI	1908	
16	ROZANSKI	1951	
16	ANDRÉ-VAN LEEUWEN (Sippe Smits)	1943	
18	STUCKI u. LUBAN	1953	
19	STIEFLER	1905	
20	HERRINGHAM	1889	
20	ROUSSY u. LÉVY	1926	
20	SHEPHERD	1955	
21	MACKLIN u. BOWMAN	1926	
21	LUBAN	1951	
22	BOETERS (Sippe 29)	1938	
22	SPILLANE	1940	
23	PARKER, 1928; BELL u. ARMSTEAD	1948	16
23	DEJERINE (1896) — SAINTON (1899) — LONG u. LONG	1913	
23	PINTUS	1935	
23	DE LISI (Sippe B)	1926	12
24	ALLAN	1939	4
29	DYCK, LAMBERT u. MULDER	1963	24
30	HÄNEL	1890	
33	HIERONS	1956	10
34	ALLAN	1939	9
54	FINDLAY, mitgeteilt von BELL[1]	1948	33
58	ENGLAND u. DENNY-BROWN	1952	18
59	WORATZ	1960	41

[1] Den Hinweis auf die Sippe von Findlay verdanke ich Herrn Prof. Dr. P. E. BECKER (siehe dazu auch Anmerkung S. 87).

nur die größte Zahl der Kranken auf, sondern es war mir auch durch die günstigen geographischen Verhältnisse möglich, *alle* lebenden Kranken zu untersuchen, dazu über 200 Gesunde.

Als weiterer Grund kommt hinzu, daß sich in manche Sippentafel Irrtümer einschleichen, weil der Untersucher oft auf unzureichende Nachrichten angewiesen ist. Die sächsische Sippe bot dagegen infolge des engen Zusammenbleibens auch in dieser Hinsicht besonders günstige Voraussetzungen für die Bearbeitung. Die genannten Schwierigkeiten führen eben dazu, daß Sammelstatistiken angelegt werden, die große Fehlermöglichkeiten in sich bergen (B. SCHULZ, 1936; BOETERS, 1938). Daher haben sich auch verschiedene Irrtümer, vor allem bei der Geschlechtsrelation der Kranken, in die Statistiken eingeschlichen, die nicht nur ein falsches Bild geben, sondern auch die Erbgangsforschung behindern. Aber selbst wenn zahlreiche Kranke untersucht werden, kann die Verkennung von Phänokopien und konstitutionellen Varianten zu Trugschlüssen führen. Einige charakteristische Beispiele konnte ich anführen (Geburtstrauma, Neuritis, hoher Spann). Es kann daher die Forderung von JUST nur unterstützt werden, möglichst viele Kranke sollten *von einem Untersucher* beurteilt werden, um diese Fehlerquelle kleinzuhalten.

Schließlich ist für die späte Erkennung des seltenen Erbganges noch eine weitere Ursache zu nennen, die in der Eigenart des Erbgangs selbst liegt. Es ist die schon oben erwähnte Schwankungsbreite der Expressivität bei den kranken Frauen, die dazu führt, daß Rudimentärformen leicht übersehen werden und die dadurch wohl auch bei unzureichenden Untersuchungsmöglichkeiten ein Überwiegen der kranken Männer vortäuscht.

Ehe in den folgenden Kapiteln auf Grund der Erfahrungen an der sächsischen Sippe auf die Erkennungsmerkmale des dominanten X-chromosomalen Erbgangs eingegangen wird, soll eine kurze Übersicht über die bisher bekannten dominant X-chromosomal vererbten Merkmale beim Menschen gegeben werden.

1925 beschrieb SIEMENS einen dominanten X-chromosomalen Erbgang bei *Keratosis follicularis spinulosa cum ophiasi*. Bei den Frauen fanden sich starke Manifestationsschwankungen, und stets war bei ihnen auch der Haarbereich krankheitsfrei, so daß der Dominanzgrad als unvollständig dominant bezeichnet wurde.

1937 vermutete HALDANE in einem 1914 von BAMPTON veröffentlichten Stammbaum einer Sippe mit *Zahnschmelzhypoplasie* X-chromosomalen Erbgang, da in der Kinderreihe eines kranken Vaters alle 4 Söhne gesund und alle 8 Töchter krank waren. 1952 bestätigten SCHULZE u. LENZ, 1956 SCHULZE den dominanten X-chromosomalen Erbgang an insgesamt 6 weiteren Sippen mit Schmelzhypoplasie. Bei den Männern dieser Sippen war nur histologisch eine dünne Schmelzschicht nachzuweisen, klinisch und röntgenologisch imponierte das Bild als Schmelzaplasie. Bei den kranken Frauen dagegen war auch klinisch und röntgenologisch Schmelz darstellbar. Diese Unterschiede bewogen SCHULZE u. LENZ, von unvollständig dominant geschlechtsgebundenem Erbgang zu sprechen.

1951 berichteten STEPHENS u. Mitarb. über eine hereditäre *interstitielle Pyelonephritis*, deren Erbgang sie als unvollständig geschlechtsgebunden ansahen. MORTON (1957) nahm jedoch an, daß das Gen vollständig geschlechtsgebunden vererbt wird. Die Geschlechtsunterschiede in der Expressivität lassen vermuten, daß auch hier „unvollständige Dominanz" vorliegt.

1953 konnte HANHART an einer Riesensippe statistisch beweisen, daß es einen *Nystagmus* mit X-chromosomalem Erbgang gibt, nachdem schon 1929 KITAHARA geschlechtsgebundene Vererbung bei Nystagmus angenommen hatte. Das Gen in der Sippe HANHARTs war unvollständig dominant, da es sich nicht bei allen erbkranken Frauen manifestierte.

1957 berichteten WINTERS u. Mitarb. über eine familiäre *Hypophosphatämie und Vitamin D-resistente Rachitis*. Nach der Sippentafel gibt es sowohl Männer als auch Frauen, bei denen nur eine Hypophosphatämie besteht, doch überwiegen die leichten Formen bei Frauen zahlenmäßig deutlich über die leichten Formen bei Männern (9:2).

1958 wurde von CHILDS u. Mitarb. sowie von GROSS u. Mitarb. eine dominante X-chromosomale Fermentinstabilität in den alternden Erythrozyten beschrieben, nämlich der *Mangel an Glukose-6-Phosphat-Dehydrogenase*, der beim Genuß der Saubohne (Vicia faba, daher auch „Fabismus") sowie bei Einnahme einiger Medikamente zu einer schweren hämolytischen Anämie führt. Auch hier sind offenbar die heterozygoten Frauen nicht so schwer betroffen wie die homozygoten Frauen und wie die hemizygot pathologischen Männer (W. LENZ).

1961 vermutete W. LENZ bei einem Typ der *Mikrophthalmie* dominanten X-chromosomalen Erbgang.

1962 schließlich konnten MANN u. Mitarb. ein dominantes X-chromosomales *Blutgruppenantigen* nachweisen.

WAARDENBURG erwähnt in einer umfassenden Zusammenstellung von Krankheiten mit X-chromosomalem Erbgang 3 dominante Leiden: die angeborene *Hypotrichosis mit Mißbildung der Nägel und Zähne* (Sippe von E. FISCHER, 1910), eine *Hypotrichosis, Anhydrosis und Anodontia* (entspricht der anhydrotischen ectodermalen Dysplasie) und schließlich die Neigung zur Ausbildung von *Cylindromen* (SCHMIDT-BÄUMLER, 1931). Daneben nennt WAARDENBURG noch einige „fakultativ dominante" (f.d), „intermediäre" (i) und „fakultativ intermediäre" (f.i) X-chromosomale Krankheitsbilder, betont jedoch, daß nicht bei allen der X-chromosomale Erbgang einwandfrei nachgewiesen ist:

Aplasie der medialen Incisivi (HUSKINS) (f.d oder i);
eine Form angeborener Katarakt, bei 2 Personen mit Heterochromie der Iris verbunden (HALBERTSMA, 1934) (f.i);
eine Form angeborener Katarakt von variablem Typus (SEEFELDER, 1938) (f.d);
eine Ophthalmoplegia externa (SALLERAS u. Mitarb., 1950) (i);
Albinismus oculi (i);
Dystrophia retinae pigmentosa cum Myopia (USHER) (i);
eine Dystrophia retinae s. chorioretinae pigmentosa (i oder f.d);
Dystrophia chorioretinalis atypica (PÖLLOT) (i);
Chorioideremia (= dystrophia chorioideae progressiva) (i);
spastische Spinalparalyse und infantile diffuse Hirnsklerose (SCHOLZ, 1925) (f.d);
spastische Diplegie (WOLFLAST) (i ?);
Degeneratio axialis extracorticalis (PELIZAEUS-MERZBACHER) (f.d);
eine Form von Imbezillität (MARTIN u. BELL, 1943) (f.i ?);
Haemophilie (f.i);
hypochrome mikrozytäre Anämie (RUNDLES u. FALLS, 1946) (i);
ein Typ von Diabetes insipidus, der auf Pituitrin anspricht (FORSSMANN, 1955) (f.i ?).

Wenn diese Aufzählung auch keinen Anspruch auf Vollständigkeit erhebt, so kann doch gesagt werden, daß die heute bekannte Zahl der Merkmale mit dominant X-chromosomalem Erbgang beim Menschen noch klein ist, die Jahreszahlen deuten aber an, daß gerade in letzter Zeit laufend neue Beobachtungen gemacht wurden. Mit zunehmender Kenntnis dieses Erbganges kann man daher wohl mit der Entdeckung noch weiterer Krankheiten bzw. Merkmale in der Zukunft rechnen.

b) Hinweise zur Erkennung des dominanten X-chromosomalen Erbgangs

Im folgenden wird versucht, an Hand der in Kapitel IIb geführten Beweise für den dominanten X-chromosomalen Erbgang der neuralen Muskelatrophie in der sächsischen Sippe kurze Hinweise für die Erbgangsanalyse, insbesondere für die Erkennung von dominanten X-chromosomalen Erbgängen in anderen Sippen mit neuraler Muskelatrophie oder sogar bei anderen Erbkrankheiten zu geben. Es wird die Einteilung des Kapitels IIb beibehalten.

1. Relation von Kranken und Gesunden

Bei der Bestimmung des Erbgangs muß der dominante X-chromosomale gegen den dominanten autosomalen und den rezessiven X-chromosomalen Erbgang abgegrenzt werden; der rezessive autosomale scheidet in der Regel differentialdiagnostisch aus. Voraussetzung für eine befriedigende, d. h. möglichst sichere Aufklärung des Erbgangs ist in jedem Fall eine ausgedehnte Sippenuntersuchung. Dabei darf man sich natürlich nicht auf die Kranken beschränken, sondern sollte bestrebt sein, auch so viel Gesunde wie möglich, mindestens innerhalb der Geschwisterreihen von Kranken, zu untersuchen. Nach orientierenden Untersuchungen muß das Manifestationsalter für jedes Geschlecht annähernd bestimmt und danach über gesund oder krank oder auch „nicht beurteilbar" bei den Untersuchten entschieden werden. Erst nach der Gefährdungsperiode darf man einen Symptomfreien als gesund ansehen. Ferner zählt man die Geschwisterreihen der Kranken aus und bestimmt das Zahlenverhältnis von Kranken zu Gesunden. Beträgt es annähernd 1:1, so spricht das für einen dominanten Erbgang ohne Geschlechtsbegrenzung. Ob es sich dabei um einen autosomalen oder X-chromosomalen handelt, können erst weitere Untersuchungen klären. Voraussetzung für diese Relation ist eine möglichst große Untersuchungsreihe *an einer Sippe*. In einer Sammelstatistik werden in der Regel die Kranken überwiegen, weil eine Geschwisterreihe mit mehr Kranken als Gesunden größere Chancen hat, statistisch erfaßt zu werden als eine, in der die Gesunden überwiegen. DAWIDENKOW sei als Beispiel angeführt, der bei einer solchen Auszählung von Geschwisterreihen mit insgesamt 96 Personen 58 kranke und 38 gesunde fand. Ein solches Ergebnis vereinbart sich mit keinem der genannten Erbgänge. Andererseits kann es vorkommen, daß mehr Gesunde als Kranke gezählt werden. Dann muß man daran denken, daß ein Teil der Kranken wegen der Geringfügigkeit der Symptome nicht als krank erkannt wurde. Es kommen dann die beiden dominanten Erbgänge in Betracht. Ist dazu noch regelmäßig die Übertragung von der gesunden Mutter auf den Sohn nachweisbar, so spricht das für rezessiven X-chromosomalen Erbgang. Die von PINTUS hervorgehobene Besonderheit, daß „75%" Kranke vorhanden seien, ist natürlich durch den Fehler der kleinen Zahl zu erklären, da er diese Berechnung nur an 24 Personen anstellt. Noch irreführender als das Original ist das Referat im Deutschen Zentralblatt, in dem berichtet wird von einer „Verwandtschaftsgruppe von 109 Mitgliedern in 5 verschiedenen Generationen, in denen eine große Anzahl von Fällen (75% aller Familienmitglieder) vorkamen".

2. Kranke Väter haben nur gesunde Söhne und kranke Töchter

Die Überschrift sagt das Wichtigste aus. Für die Erkennung eines dominanten X-chromosomalen Erbganges sind also die Kinderreihen der kranken Männer ausschlaggebend, während kranke Frauen sowohl kranke wie gesunde Söhne und Töchter haben können. Da schwerkranke Männer nicht selten kinderlos bleiben, kann dieser Punkt mitunter gar nicht als Kriterium Verwendung finden. Ich führe als Beispiel die Sippe von SMALL u. MILHORAT (1938) an, in welcher unter 10 Kranken nur 1 Vater vorkommt. Achtgeben muß man auch besonders darauf, daß man bei den Töchtern kranker Väter nicht rudimentäre Formen übersieht, weil dadurch die Identifizierung des Erbgangs als dominant X-chromosomal sehr erschwert wird.

3. Es gibt mehr kranke Frauen als kranke Männer

Durch das gesamte Schrifttum über die neurale Muskelatrophie zieht sich wie ein roter Faden seit Jahrzehnten die Feststellung, daß es mehr kranke Männer als kranke Frauen gibt. Von vielen Autoren (z. B. BOETERS, BÜRGER, GÜNTHER) wird in solchem Fall als Erklärung geltend gemacht, daß die Männer häufiger und früher zum Arzt gehen als die gleichschwer kranken Frauen. Das hängt mit der Berufstätigkeit zusammen und kann heute — wenn überhaupt noch — nur für Familien gelten, wo nur der Mann beruflich tätig ist. Vielleicht ist aber doch in einer Anzahl älterer Statistiken so das Überwiegen der kranken Männer zu erklären. Andererseits wurde als Ursache nicht selten eine relative Geschlechtsbegrenzung durch Manifestationshemmung bei den weiblichen Kranken angenommen. — Einige Beispiele für diese Geschlechtsrelation unter den Kranken mögen genügen: WEITZ zählte im Schrifttum 136 kranke Männer und 112 kranke Frauen (diese Mitteilung fand ich bei 3 bedeutenden Erbforschern falsch zitiert, nämlich 277:141; denn diese Zahlen enthalten u. a. auch Sippen mit rezessivem X-chromosomalem Erbgang). DAWIDENKOW sah unter 143 Kranken 65% Männer. BOETERS schließlich stellte bei seinen Untersuchungen unter 163 Kranken 108 Männer und 55 Frauen fest. Die Ursache dafür ist m. E. bis heute noch nicht endgültig geklärt.

Ist die Geschlechtsrelation der Kranken aber umgekehrt, dann ist dies ein Hinweis auf den dominanten X-chromosomalen Erbgang. Das Überwiegen der kranken Frauen bei einem 1:1-Verhältnis von Kranken zu Gesunden beiderlei Geschlechts war in der sächsischen Sippe überhaupt der Anlaß zur Erkennung dieses Erbgangs.

Den Leipziger Erbforscher H. GÜNTHER veranlaßte ein Überwiegen der Frauen mit Kropfdisposition in Gegenden, wo Kropf selten vorkommt, zu der Annahme eines dominanten X-chromosomalen Erbgangs.

Voraussetzung für die Brauchbarkeit dieses Hinweises wird in der Regel wiederum sein, daß *viele* Sippenangehörige — auch vermeintlich Gesunde — untersucht werden, damit Rudimentärformen nicht der Erfassung entgehen.

4. *Männer erkranken stets schwer, Frauen zeigen verschiedene Schweregrade der Krankheit*

Sollen Unterschiede im Schweregrad der Erkrankung als differentialdiagnostisches Hilfsmittel dienen, so muß man sich zuvor die Verhältnisse bei den verschiedenen Erbgängen klarmachen. Abbildung 51 gibt eine Übersicht über die zu erwartenden Schweregrade bei

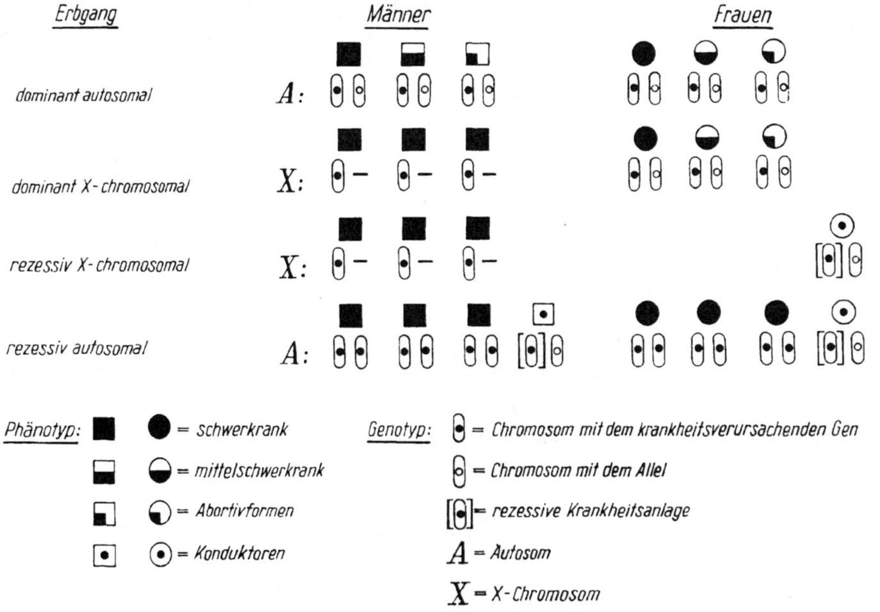

Abb. 51. Schematische Darstellung der verschiedenen Schweregrade von neuraler Muskelatrophie bei den 4 Erbgängen. Es sind nur die Fälle mit kranken Erbanlagen dargestellt; die genotypisch Gesunden wurden fortgelassen.

den 4 wichtigsten Erbgängen. In diesem Zusammenhang interessieren besonders die beiden ersten Zeilen mit den dominanten Formen. Der Unterschied ist deutlich: Beim dominanten autosomalen Modus kann es in beiden Geschlechtern Schwer- und Leichtkranke geben, beim X-chromosomalen dagegen sind alle kranken Männer schwerkrank, während die kranken Frauen wie beim dominanten autosomalen Erbgang alle Schwerestufen haben können. Die Ursache für diese Differenz zwischen den beiden dominanten Formen liegt im krankheitshemmenden Einfluß des Allels begründet, das beim autosomalen Erbgang auch bei den kranken Männern vorhanden ist, beim X-chromosomalen aber bei den kranken Männern fehlt. Daß diese theoretischen Erwartungen bei der dominanten X-chromosomalen neuralen Muskelatrophie tatsächlich realisiert sind, beweisen die Untersuchungen über das Manifestationsalter (Abb. 45) und den Schweregrad der Symptome (Abb. 46). Es gilt jetzt noch nachzuweisen, daß das Resultat der Übersicht in Abb. 51 auch für die dominante autosomale

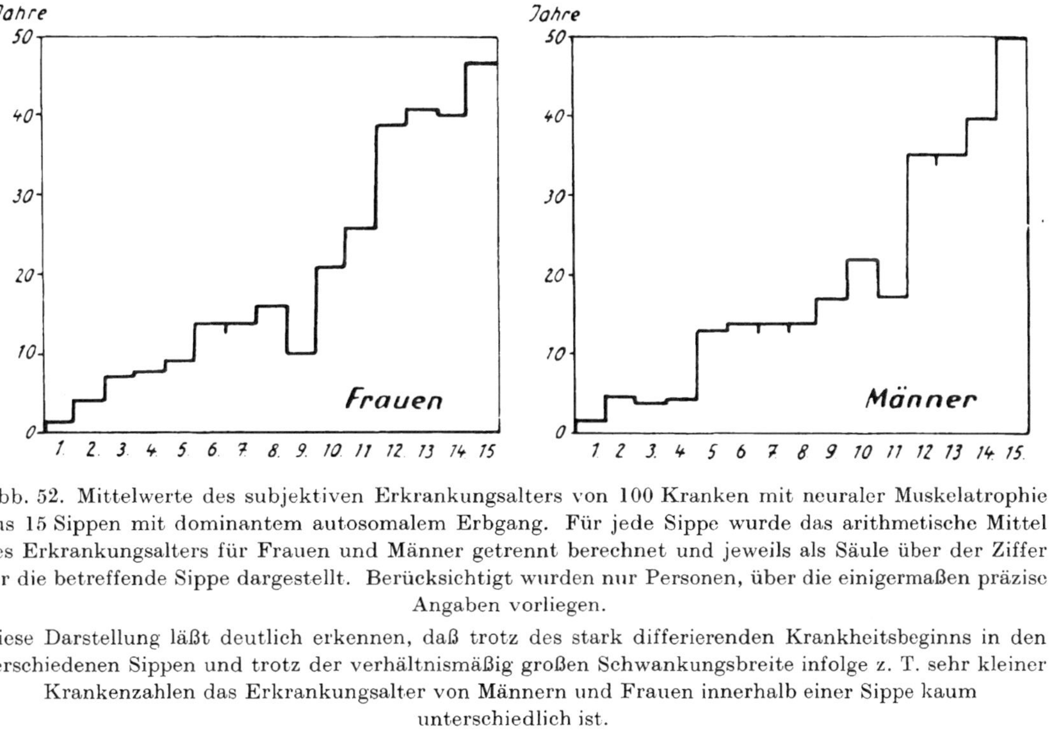

Abb. 52. Mittelwerte des subjektiven Erkrankungsalters von 100 Kranken mit neuraler Muskelatrophie aus 15 Sippen mit dominantem autosomalem Erbgang. Für jede Sippe wurde das arithmetische Mittel des Erkrankungsalters für Frauen und Männer getrennt berechnet und jeweils als Säule über der Ziffer für die betreffende Sippe dargestellt. Berücksichtigt wurden nur Personen, über die einigermaßen präzise Angaben vorliegen.

Diese Darstellung läßt deutlich erkennen, daß trotz des stark differierenden Krankheitsbeginns in den verschiedenen Sippen und trotz der verhältnismäßig großen Schwankungsbreite infolge z. T. sehr kleiner Krankenzahlen das Erkrankungsalter von Männern und Frauen innerhalb einer Sippe kaum unterschiedlich ist.

Die Zahlen der Abszisse bedeuten die Autoren:

1. SPILLANE	(1940)	6. BOETERS (Nr. 8)	(1938)	11. EICHHORST	(1873)
2. LUBAN	(1951)	7. BOETERS (Nr. 36)	(1938)	12. BRODAL u. Mitarb.	(1953)
3. ORMEROD	(1884)	8. BOETERS (Nr. 21)	(1938)	13. STARK	(1957)
4. LONG u. LONG	(1913)	9. BOETERS (Nr. 1)	(1938)	14. DE LISI (B)	(1926)
5. DE LISI (A)	(1926)	10. MACKLIN u. Mitarb.	(1926)	15. LHERMITTE u. Mitarb.	(1937)

neurale Muskelatrophie zutrifft. Ich habe daher aus dem Schrifttum — unter Wahrung größtmöglicher Vorsichtsmaßnahmen, um keinem grobem Irrtum einer Sammelstatistik anheimzufallen —, ohne eine Auswahl der Sippen zu treffen, von 100 Kranken aus 15 Sippen das durchschnittliche Manifestationsalter von Männern und Frauen innerhalb jeder Sippe verglichen (Abb. 52). Dabei findet sich eine bemerkenswerte Übereinstimmung bei den Geschlechtern, wenn man bedenkt, daß es sich um den Vergleich sehr kleiner Personenzahlen handelt. — Daß das durchschnittliche Manifestationsalter von Sippe zu Sippe zum Teil stark schwankt, hat andere Gründe. — Bedauerlicherweise sind die in letzter Zeit mitgeteilten großen Sippen (Hierons, Allan, England u. Denny-Brown) wegen fehlender präziser Einzelangaben für diese Untersuchung nicht zu verwerten. Immerhin läßt sich summarisch sagen, daß sich die Expressivitätsschwankungen bei ihnen in gleicher Weise bei beiden Geschlechtern finden, so daß ebenfalls ein Geschlechtsunterschied betreffs des Erkrankungsbeginns *nicht* anzunehmen ist. In der Sammelstatistik von Boeters, der die größten *eigenen* Erfahrungen hat, finden sich — abgesehen von der Geschlechtsdifferenz bezüglich der Erkrankungs*häufigkeit* — keine Geschlechtsunterschiede, insbesondere nicht im Erkrankungsalter (Abb. 53). Bei der Durchsicht seiner 35 untersuchten Sippen fand ich keine einzige, bei der deutlicher Verdacht auf einen dominanten X-chromosomalen Erbgang bestand. Bei den 4 Sippen, die überhaupt in Betracht kommen (10, 13, 22, 38), reichen die Hinweiszeichen nicht aus.

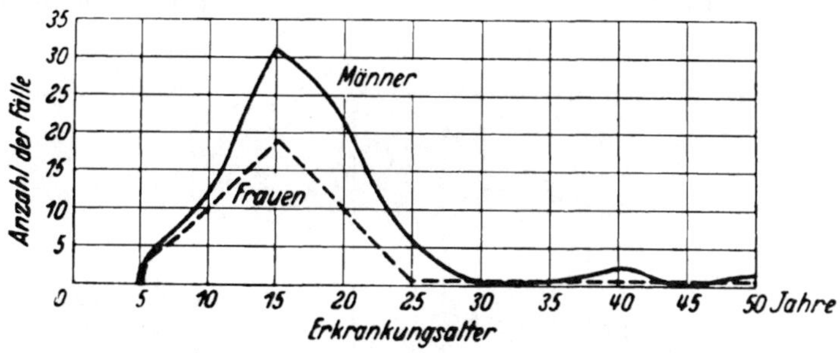

Abb. 53. Vergleich des subjektiven Manifestationsalters bei Männern und Frauen in 35 Sippen mit vorwiegend — wenn nicht sogar ausschließlich — dominanter autosomaler neuraler Muskelatrophie (nach Boeters 1938).

Eine Anzahl von Untersuchern berichtet über *Rudimentärformen*, wenngleich die Ansichten darüber, welche Symptome man unter diesen Begriff subsummieren soll, sehr auseinandergehen. Boeters fand nun Rudimentärformen in einer Sippe *überwiegend*, berichtet aber, daß sie auch sonst eine „erhebliche Rolle" spielen. Geschlechtsunterschiede sah er offenbar nicht. Nach verschiedenen Berichten (Allan, Boeters u. a.) gibt es beim dominanten autosomalen Erbgang ausgesprochene Abortivformen *auch bei den Männern*. In den 27 Familien von Boeters mit dominantem Erbgang zählte ich 16 abortive Formen bei den Männern mit einem Durchschnittsalter von 47,3 Jahren und 14 bei den Frauen von durchschnittlich 48 Jahren. Weitz (1939) stellt fest, daß „gesunde" Überträger sowohl männlichen als auch weiblichen Geschlechts sein können. Auch in Boeters' Sippen kommen männliche wie weibliche Überträger vor, die nicht als krank erkannt waren. In der sächsischen Sippe dagegen fand sich nicht ein einziger Abortivfall bei den Männern und kann auch in früheren Generationen nicht vermutet werden, da männliche „gesunde Überträger" nicht vorkommen.

Nach diesen Ausführungen können die großen Schwankungen in der Expressivität bei Frauen und der durchweg hohe Schweregrad bei Männern als weiterer Hinweis auf den dominanten X-chromosomalen Erbgang angesehen werden.

5. *Verringerte Nachkommenzahl bei den kranken Männern*

Wie oben am Krankengut der sächsischen Sippe nachgewiesen wurde, kann die Zahl der Nachkommen auch als Hinweis auf dominanten X-chromosomalen Erbgang Verwendung finden. Meines Wissens ist darauf früher noch nicht geachtet worden. Dieser Hinweis läßt sich in 4 Untergruppen aufschlüsseln:

α) Kranke Männer sind häufiger kinderlos als kranke Frauen.

β) Auf den einzelnen kranken Mann kommen durchschnittlich weniger Kinder als auf die einzelne kranke Frau.

γ) Die Zahl der Kinderreihen von kranken Männern ist kleiner als die kranker Frauen.

δ) Die Gesamtkinderzahl aller kranken Männer ist kleiner als die aller kranken Frauen.

Die letzten drei Punkte ergeben in dieser Reihenfolge eine *Steigerung* des Hinweiswertes bei der sächsischen Sippe, die sich zahlenmäßig als Sexualquotient $\frac{w}{m}$ folgendermaßen ausdrückt:

2. 36:23 = 1,6
3. 26:10 = 2,6
4. 93:23 = 4,0.

In den 27 Sippen von BOETERS mit sicher dominantem Erbgang zählte ich an kinderlosen Männern jenseits des 35. Lebensjahres 10 von 97, an kinderlosen Frauen jenseits des 30. Lebensjahres 10 von 51; die Zahl der kinderlosen Frauen ist also relativ doppelt so groß. Dieser Befund spricht gegen dominanten X-chromosomalen Erbgang. Wie schon erwähnt, fanden sich bei BOETERS auch keine eindeutigen Hinweise anderer Art für diesen Erbgang. Die übrigen Kriterien zur Unterscheidung von dominantem autosomalem und dominantem X-chromosomalem Erbgang, die auf der Sexualdifferenz in der Nachkommenhäufigkeit basieren, sollen im nächsten Kapitel noch näher erörtert werden.

c) Versuch der nachträglichen Erkennung von dominantem X-chromosomalem Erbgang bei Sippen mit neuraler Muskelatrophie aus dem Schrifttum

Die Durchmusterung der Stammbäume anderer Untersucher bringt erhebliche Schwierigkeiten mit sich, da die Angaben zum Teil unvollständig sind: oft vermißt man das Geschlecht der Gesunden, die Geschwisterreihen sind nicht vollständig, Altersangaben fehlen, es ist nicht immer vermerkt, welche Familienglieder persönlich untersucht wurden, die Reihenfolge der Kinder stimmt gelegentlich nicht u. v. a. Die nachträgliche Bearbeitung wird aber auch dadurch erschwert, daß der Autor oft keine Angaben gemacht hat über das von ihm angenommene Manifestationsalter, das er am besten beurteilen kann. Diese und andere Unkorrektheiten und Lücken sind Fehlerquellen und erschweren daher die nachträgliche Bearbeitung bzw. machen sie in einzelnen Sippen unmöglich. Trotzdem soll dieser Versuch unternommen werden unter entsprechenden Vorsichtsmaßnahmen und mit einer kritischen Beurteilung der Ergebnisse.

Die Registrierung der Sippen mit dominantem Erbgang erfolgte wie bei den Tabellen 8 und 9, d. h., es wurden die Kinderreihen der kranken Väter und kranken Mütter getrennt ausgewertet und die Anzahl der kranken und gesunden Söhne und Töchter bestimmt. Die Kinderzahlen jeder Sippe wurden spaltenweise addiert und die Zahl der Kinderreihen (KR) mit vermerkt. Nach diesem Schema konnten insgesamt 109 Sippen durchgesehen werden. Nach den Summenformeln wurden dann diejenigen Sippen ausgesucht, in denen die kranken Väter nur gesunde Söhne und kranke Töchter hatten. Diese Gruppe war die kleinere, sie umfaßte 24 Sippen. Die restlichen 85 schieden aus der weiteren Untersuchung aus, weil bei ihnen, wenn die klinischen Untersuchungsergebnisse stimmten, ein X-chromosomaler Erbgang nicht vorliegen konnte. Lediglich eine Sippe aus dieser Gruppe, die von STUCKI u. LUBAN (1953) beschriebene, wurde mit den 24 Sippen weiteruntersucht, da die ausführlich mitgeteilte Symptomatik dringenden Verdacht auf dominanten X-chromosomalen Erbgang aufkommen ließ. Ein großer Teil dieser 25 Sippen konnte allerdings nicht näher beurteilt werden, da nur ein oder zwei Kinderreihen von Kranken vorhanden waren. Das ist aber für die Entscheidung der Frage nach dem Erbmodus — autosomal oder X-chromosomal — zu wenig, da die Konstellation des dominanten X-chromosomalen Erbgangs nur vorgetäuscht sein kann. Zwei weitere Sippen, die von CHURCH (1906) und Familie I von KÜHNEL (1928), mußten wegen unvollständiger Stammbäume ausscheiden. Von den übriggebliebenen werden 8 mit den

Tabelle 13

Schrifttumsübersicht über die Nachkommenschaftszahlen in 8 großen Sippen mit neuraler Muskelatrophie, bei denen eine dominante X-chromosomale Vererbung möglich ist[1]

	Kinder kranker Väter						Kinder kranker Mütter						kranke Nachkommen von kranken Eltern			
	■	●	□	⊡	○	KR	KR	■	●	□	⊡	○	■	●	Σ	$\frac{w}{m}$
Stiefler (1905)	0	(1)	(7)		(4)	1	5	10	6	5		4	10	6	16	0,6
Stucki u. Luban (1953)	0	0		[4]	(1)	3	6	11	6		[8]		11	6	17	0,5
Raymond (1903)	0	3	(3)		(1)	2	4	3	2	2		3	3	5	8	1,7
Small u. Milhorat (1938)	0	3	1		0	1	4	4	1	6		4	4	4	8	1,0
François u. Descamps (Familie Joly) (1949)	0	1	0		0	1	3	4	3	0		1	4	4	8	1,0
Tkatschew (1931)	0	4	0		0	1	2	1	2	1		0	1	6	7	6,0
Cooper (1936)	0	0	0		0	0	3	4	2	7		6	4	2	6	0,5
Halliday u. Whitting (1909)	0	3	3		0	2	1	2	0	0		0	2	3	5	1,5
Ohne jüngste Generation Σ	0	14	4		0	11	28	39	22	21		18	39	36	75	0,92
						$\frac{w}{m} = 2,5$										
Gesunde ohne Geschlechtsangabe				[4]							[8]					
Letzte Generation, z. T. vor dem Manifestationsalter		(1)	(10)		(6)											
	39							108								
						$\frac{w}{m} = 2,8$										

KR = Zahl der Kinderreihen. $\frac{w}{m}$ = Sexualquotient (weibliche Kranke:männliche Kranke) Rechteck = Mann, Kreis = Frau, schwarze Zeichen = Kranke, weiße Zeichen = Gesunde.

Die Zahlen in runden Klammern bezeichnen Geschwisterreihen mit Jugendlichen, die noch nicht alle das Manifestationsalter erreicht haben.

[1] Die Sippe Findlays, bei der Becker kürzlich dominanten X-chromosomalen Erbgang entdeckte, findet hier noch keine Berücksichtigung. Auch andere Sippen (z.B. die von Harrington oder Gordon) könnten hier ebenfalls aufgeführt werden.

größten Krankenzahlen in den Kinderreihen von kranken Eltern in Tabelle 13 wiedergegeben. Dei beiden größten von ihnen sind die von STIEFLER sowie STUCKI u. LUBAN mit je 17 Kranken; dann folgen mit Abstand die anderen mit Krankenzahlen von 8 bis herunter zu 5 Kranken je Sippe. Um den Vergleich der Kinderreihenhäufigkeit zwischen dieser Gruppe und der Gruppe der sicher dominanten autosomalen Form nicht zu fälschen, wurden auch die Kinderreihen der jüngsten Generation, bei denen die Entscheidung über krank oder gesund noch nicht möglich war, mitregistriert, obgleich dadurch die Übersichtlichkeit etwas leidet. Die Auswertung nach dem im vorigen Kapitel empfohlenen Schema ergibt folgendes:

1. Das Verhältnis von Kranken zu Gesunden beträgt 75:55. Dabei sind die Kinderreihen der jüngsten Generation, die in der Tabelle in Klammern gesetzt sind, nicht mitgerechnet. Das Überwiegen der Kranken kann mehrere Ursachen haben. Vor allem muß daran gedacht werden, daß die Sippen eine Auslese darstellen.
2. Die Hauptregel „Kranke Väter haben nur gesunde Söhne und kranke Töchter" ist bis auf die jüngsten Kinderreihen durchweg erfüllt, da dieser Punkt ja für die Auswahl ausschlaggebend war, außer bei der Sippe von STUCKI u. LUBAN.
3. Es finden sich hier nicht doppelt so viele kranke Frauen wie kranke Männer, wie theoretisch zu erwarten wäre und wie es bei der sächsischen Sippe fast zutrifft. Die Relation kranker Männer zu kranken Frauen beträgt 39:36, also etwa 1:1. Die Hauptursache für die relativ niedrige Zahl der weiblichen Kranken ist die Kinderlosigkeit vieler schwerkranker Männer.
4. Die Erwartung, daß alle Männer schwerkrank sind und die Frauen verschiedene Schweregrade aufweisen bis herunter zu nicht erkannten Rudimentärformen, ist bei mehreren dieser 8 Sippen eindrucksvoll erfüllt.

   α) Aus 3 Sippen sind die Manifestationsalter derjenigen kranken Männer und Frauen, von denen sichere Angaben vorliegen, in Abb. 54 gegenübergestellt. Der Vergleich mit

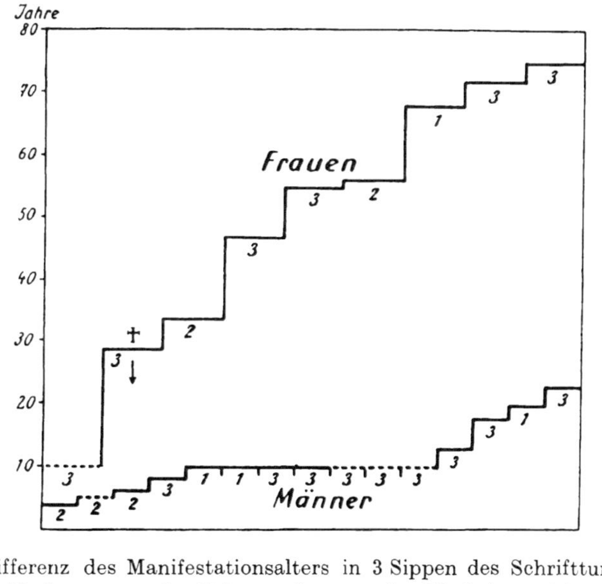

Abb. 54. Geschlechtsdifferenz des Manifestationsalters in 3 Sippen des Schrifttums, bei denen retrospektiv ein dominanter X-chromosomaler Erbgang der neuralen Muskelatrophie vermutet werden kann.

Die Zahlen geben die Autoren an, aus deren Sippe der betreffende Kranke stammt:

1 = STIEFLER (1905/06)
2 = FRANÇOIS u. DESCAMPS (1949) (Sippe Joly)
3 = STUCKI u. LUBAN (1953)

Eine unterbrochene Querlinie bedeutet, daß die Altersangabe nur approximativ ist.

derselben Darstellung aus der sächsischen Sippe (Abb. 45) zeigt eine auffällige Ähnlichkeit.

β) Daß die Krankheit bei den Frauen zum Teil viel leichter verlaufen muß als bei den Männern — wenn bei den „Konduktorinnen" überhaupt Krankheitssymptome vorliegen —, geht auch aus der Tatsache hervor, daß in den 8 Sippen 6 nicht als krank erkannte weibliche Merkmalsüberträger vorkommen, dagegen kein einziger sicherer männlicher. (Die beiden männlichen Konduktoren bei STUCKI u. LUBAN erscheinen mir nicht sicher.)

5. Die Prüfung der Nachkommenzahlen ergibt folgende Geschlechtsdifferenzen:

α) Daß kranke Männer häufig kinderlos sind, ließ schon das fehlende Überwiegen kranker Frauen vermuten (Abschnitt 3). Aus den abgebildeten Sippentafeln (Abb. 55 u. 56) wird dieses noch deutlicher (s. a. unten bei γ).

β) Daß eine kranke Mutter mehr Kinder hat als ein — durchschnittlich schwerer kranker — Vater, geht aus den Zahlen der Tabelle 13 hervor.

28 kranke Mütter haben 108 Kinder; also:
10 kranke Mütter haben 39 Kinder;

11 kranke Väter haben 39 Kinder; also:
10 kranke Väter haben 35 Kinder.

Der Unterschied ist nicht deutlich, weil der eine kinderreiche Vater bei STIEFLER angesichts der kleinen Gesamtzahl von Vätern schwer in die Waage fällt. Diesen ungerechnet, haben die übrigen 10 kranken Väter nur 27 Kinder. Das Verhältnis von 27 zu 39 kommt aber dem der sächsischen Sippe (23:36) auffallend nahe.

γ) Es gibt mehr kranke Mütter als kranke Väter: Der Sexualquotient $\frac{w}{m} = \frac{28}{11} = 2{,}5$ entspricht dem der sächsischen Sippe (2,6).

δ) Die Kinderzahl aller kranken Mütter ist größer als die aller kranken Väter. Sexualquotient $\frac{w}{m} = \frac{108}{39} = 2{,}8$. Ohne den kinderreichen Vater bei STIEFLER würde er sogar $\frac{108}{27} = 4{,}0$ betragen. In der sächsischen Sippe liegt er auch etwa bei 4.

Berechnungen und Erwägungen, die auf einer Sammelstatistik basieren, unterliegen natürlich auch den Ungenauigkeiten einer solchen. Es kann also keineswegs gesagt werden, daß die neurale Muskelatrophie in den 8 angeführten Sippen wirklich dem dominanten X-chromosomalen Erbgang folgt. Die eine oder andere dieser Sippen kann durchaus *zufällig* die Kriterien eines X-chromosomalen Erbmodus darbieten. Dies glaube ich z. B. von der von TKATSCHEW beschriebenen Sippe am ehesten. Doch läßt die gute Übereinstimmung der statistischen Ergebnisse mit den theoretisch zu erwartenden und den von der sächsischen Sippe her bekannten Zahlen durchaus annehmen, daß die neurale Muskelatrophie in etlichen — wenn nicht sogar in der Mehrzahl — der 8 Sippen tatsächlich dominant X-chromosomal vererbt wird. Von den 8 Autoren wird meines Wissens nur einmal, nämlich von SMALL u. MILHORAT, mit der Möglichkeit einer X-chromosomalen Vererbung gerechnet. Sie sagen aber richtig, daß die Größe ihrer Sippe zum Beweis nicht ausreicht. Andererseits könnte die neurale Muskelatrophie in der einen oder anderen der restlichen 17 Sippen X-chromosomal vererbt werden. Die Mehrzahl dieser 17 Sippen bietet aber kaum einen Hinweis. Die Autoren sind folgende: BECK (1940), BERNHARDT (1893), BIEMOND (Familie 4) (1928), BOETERS (Familien 10, 13, 22, 38) (1938), VAN BOGAERT u. MOREAU (1939), BRODAL, BÖYESEN u. FRÖVIG (1953), CHURCH (1906), DIDE u. COURJON (Familie 5) (1919), KÜHNEL (Familien I und III) (1928), ROTH (Familie II) (1948), TAITZLINE (1940), WALTON (1905), WARRINGTON (1901).

Daß die genannten Kriterien zur Erkennung des dominanten X-chromosomalen Erbgangs brauchbar sind, wird auch unterstrichen durch das Zahlenmaterial in Tabelle 14, das von den 10 größten beurteilbaren Sippen mit dominanter autosomaler neuraler Muskelatrophie gewonnen wurde:

1. Kranke : Gesunde = 263 : 303.
2. Die 74 kranken Väter haben neben kranken Töchtern und gesunden Söhnen auch 68 kranke Söhne und 84 gesunde Töchter.
3. Es gibt mehr kranke Männer als kranke Frauen $\left(\frac{\text{w}}{\text{m}} = \frac{119}{144} = 0{,}83\right)$.
4. α) Über die Homochronie wurde bereits oben berichtet (siehe Abb. 52).
   β) In den 10 Sippen der Tabelle 14 gibt es neben 5 weiblichen auch 4 männliche „gesunde" Krankheitsüberträger.
5. α) Es findet sich kein Hinweis dafür, daß die kranken Männer häufiger als die kranken Frauen kinderlos bleiben.
   β) Die Kinderzahl des einzelnen kranken Vaters und der einzelnen kranken Mutter ist fast gleich: 74 Väter haben 279 Kinder, 72 Mütter haben 287 Kinder.
   γ) Die Zahl der Kinderreihen von kranken Männern und kranken Frauen ist fast gleich, nämlich 74 : 72, $\frac{w}{m} = 0{,}97$.
   δ) Die Gesamtkinderzahl kranker Väter und kranker Mütter ist ebenfalls praktisch gleich groß: 279 : 287, $\frac{w}{m} = 1{,}03$.

Tabelle 14

Schrifttumsübersicht über die Nachkommenschaftszahlen in den 10 größten beurteilbaren Sippen mit dominanter autosomaler neuraler Muskelatrophie

Autor	Kinder kranker Väter					Kinder kranker Mütter					Kranke Nachkommen von kranken Eltern			
	■	●	□	○	KR	KR	■	●	□	○	■	●	Σ	w/m
England u. Denny-Brown (1952)	16	14	20	27	17	19	14	13	18	21	30	27	57	0,9
Hierons (1956)	4	5	20	7	10	8	10	12	11	6	14	17	31	1,2
Hänel (1890)	11	6	8	6	9	8	7	5	4	6	18	11	29	0,6
Dejerine-Sainton-Long (1913)	7	5	3	6	7	5	8	2	2	2	15	7	22	0,5
de Lisi (Familie B) (1926)	5	7	5	6	5	7	5	5	10	3	10	12	22	1,2
Pintus (1935)	10	4	4	3	7	3	4	4	3	1	14	8	22	0,6
Spillane (1940)	5	1	2	3	4	6	7	8	3	7	12	9	21	0,8
Macklin u. Bowman (1926)	2	3	7	6	5	7	7	8	15	11	9	11	20	1,2
Boeters (Familie 29) (1938)	5	5	3	12	7	5	7	3	6	7	12	8	20	0,7
Luban (1951)	3	2	3	8	3	4	7	7	3	5	10	9	19	0,9
Σ	68	52	75	84	74	72	76	67	75	69	144	119	263	0,83
					$\frac{w}{m} = 0{,}97$									
	279				$\frac{w}{m} = \frac{287}{279} = 1{,}03$		287							

Zeichenerklärung siehe Tab. 13.

Zum Schluß sollen noch die Stammbäume von einigen Sippen wiedergegeben werden, bei denen dringender Verdacht auf dominanten X-chromosomalen Erbgang besteht. An Hand der von Stiefler publizierten Sippe sollen noch einmal die 5 Hinweise erörtert werden.

Sippe von STIEFLER (Abb. 55):

1. Dominanz mit wahrscheinlich vollständiger Penetranz. In den 5 beurteilbaren Geschwisterreihen (ohne die jüngste Reihe) finden sich 17 Kranke und 10 Gesunde. Die Abweichung vom 1:1-Verhältnis liegt noch im Zufallsbereich; das Überwiegen der Kranken spricht auf alle Fälle dafür, daß Merkmalsträgerinnen mit Rudimentärformen wohl nicht übersehen worden sind. Dies muß aber noch kein Argument gegen den dominanten X-chromosomalen Erbgang sein, sondern kann außer an der Gründlichkeit der Untersuchung auch daran liegen, daß die Symptomatik in dieser Sippe im ganzen schwerer oder mindestens die Streuung der Expressivität nach der Seite des milderen Krankheitsverlaufs nicht so groß ist.

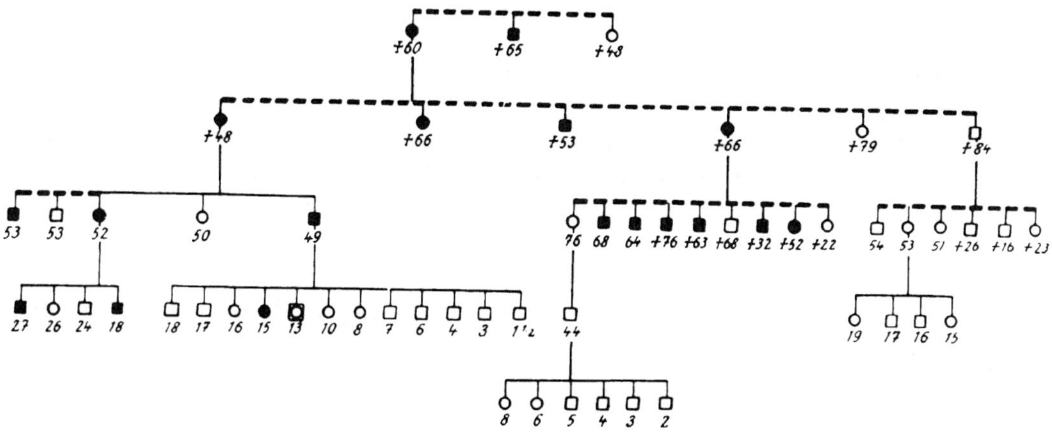

Abb. 55. Von STIEFLER untersuchte Sippe mit neuraler Muskelatrophie, bei der retrospektiv dringender Verdacht auf dominanten X-chromosomalen Erbgang geäußert werden muß (nach STIEFLER 1905/06, umgezeichnet vom Verfasser). Die gestrichelten Linien bezeichnen Geschwisterreihen, in denen die Geburtsreihenfolge nicht bekannt ist.

2. Der einzige kranke Vater hat zwar 12 Kinder, doch sind diese noch jung (18 bis 1½ Jahre). Die beiden ältesten Söhne sind gesund; die 15jährige Tochter ist krank, die 16jährige und die 10jährige werden als gesund geschildert. Diese beiden letzteren Töchter könnten aber rudimentär krank sein. Wenn „Toni" in dieser Sippe ein Mädchenname ist, ist auch dieses 13jährige Kind dieser letzten Gruppe zuzurechnen. Die anderen sind noch zu jung.
3. Das Zahlenverhältnis der Kranken beträgt 11 Männer zu 7 Frauen oder, wenn man nur die Kinderreihen rechnet, 10 Männer zu 6 Frauen. Das scheint der Forderung nach einem Überwiegen der kranken Frauen gänzlich zu widersprechen. Daß kranke Frauen übersehen wurden, ist — mindestens in den älteren Geschwisterreihen — nicht wahrscheinlich, da die Zahl der Kranken sogar deutlich höher ist als die der Gesunden. Die Ursache liegt zum Teil in der häufigen Kinderlosigkeit der kranken Männer: 9 kranke Männer im heiratsfähigen Alter haben keine Kinder, wohingegen nur 2 kranke Frauen kinderlos geblieben sind. Diese hohe Zahl kinderloser kranker Männer kann sehr gut ihre Ursache haben im stärkeren Schweregrad der Erkrankung beim männlichen Geschlecht. Damit würde auch gut im Einklang stehen, daß die Frauen — mit möglicherweise geringerem Schweregrad bis herunter zu Rudimentärformen — so häufig Kinder haben (hier 4 Mütter).
4. Der Bericht reicht nicht aus, den Grad der Schwere der Erkrankung der ganzen Sippe zu beurteilen. Einige Kranke sind in Abbildung 54 aufgeführt. Bei ihnen liegen die Verhältnisse betreffs des Manifestationsalters ähnlich wie in der sächsischen Sippe.
5. Die häufigere Kinderlosigkeit der Männer wurde eben schon erwähnt. Das Verhältnis der Kinderzahlen der kranken Väter und Mütter ist kaum zu verwerten, da nur ein einziger

Mann Kinder hat. Die Zahl der Kinderreihen kranker Väter und Mütter beträgt 1:4, das Gesamtkinderzahlenverhältnis von kranken Vätern zu kranken Müttern 12:24.

Zusammenfassend kann gesagt werden, daß die überwiegende Mehrzahl der verwertbaren Kriterien einen dominanten X-chromosomalen Erbgang möglich erscheinen läßt. Ohne Kenntnis der Möglichkeit der X-chromosomalen Vererbung bei dieser Krankheit müßte man in diesem Falle ohne weiteres einen dominanten autosomalen Erbgang annehmen. Meines Wissens ist bedauerlicherweise keine Nachuntersuchung erfolgt, mindestens nicht publiziert worden. 20 Jahre später hätte man schon aus der Beurteilung der Kinderreihe des einzigen Vaters eine bessere Aussage über den Erbmodus treffen können.

Sippe von STUCKI u. LUBAN

(Berner Sippe Nr. 2) (Abb. 56)

Auch hier besteht dringender Verdacht auf das Vorliegen eines dominanten X-chromosomalen Erbganges, wenn auch nicht alle Erbbefunde auf den ersten Blick dafür sprechen. Wichtige Hinweise auf X-chromosomalen Erbgang sind vor allem die Geschlechtsdifferenz beim Manifestationsalter (s. Abb. 54) und damit zusammenhängend die Kinderlosigkeit einer Anzahl kranker Männer. Mit diesen Befunden läßt sich nicht recht in Einklang bringen, daß neben 4 Konduktorinnen auch 2 Konduktoren vorhanden sind. Wenn es aber gelingen würde, die rudimentäre Erkrankung der beiden Mädchen von 12 und 8 Jahren in Generation VIII anders zu erklären, steht der Anerkennung einer dominanten X-chromosomalen Vererbung nichts mehr im Wege. Dann erübrigt sich auch die Annahme von 2 männlichen Konduktoren. Als Erklärung käme am ehesten in Betracht, daß die Mutter der Mädchen aus der gleichen Familie stammt und heterozygote Anlageträgerin ist. Es wäre aber auch denkbar, daß es sich bei den Mädchen gar nicht um die Familienkrankheit, sondern vielleicht nur um eine konstitutionelle Variante oder um Phänokopien handelt, die in der sächsischen Sippe ja auch erhebliche differentialdiagnostische Schwierigkeiten bereitet haben.

Sippe von FINDLAY (Abb. 57)

Zum Schluß kann ich noch einen sehr interessanten Befund mitteilen. Nach Kenntnisnahme der Untersuchungsergebnisse an der sächsischen Sippe entdeckte Herr Prof. BECKER[1] inzwischen eine weitere Sippe mit neuraler Muskelatrophie im Schrifttum, bei der ein dominanter X-chromosomaler Erbgang angenommen werden muß. Es handelt sich um die von FINDLAY untersuchte und 1948 von JULIA BELL publizierte Sippe aus Schottland. Diese ist in wesentlichen Punkten der sächsischen sehr ähnlich, vor allem betreffs ihres Umfanges sowie des Geschlechtsunterschieds in der Expressivität. Hingegen scheinen andere der oben beschriebenen Merkmale des dominanten X-chromosomalen Erbgangs auf den ersten Blick zu fehlen, wodurch die Erbgangsanalyse erschwert wird. Vor allem ist hier das Zahlenverhältnis von kranken Männern und Frauen zu nennen: Unter den 54 Kranken sind 37 Männer und nur 17 Frauen, der Sexualquotient ist also reziprok gegenüber dem bei diesem Erbgang zu erwartenden. Das kann zwei Ursachen haben: Erstens kann der Dominanzgrad des pathologischen Gens ein anderer sein als bei der sächsischen Sippe — möglicherweise liegt er in der Skala der Dominanzgrade weiter zur Rezessivität hin —, und zweitens weiß man nicht, wie

[1] Ich danke Herrn Prof. Dr. P. E. Becker, Direktor des Instituts für Humangenetik der Universität Göttingen, bestens, daß ich das Manuskript seines Handbuchartikels vor der Veröffentlichung einsehen durfte.

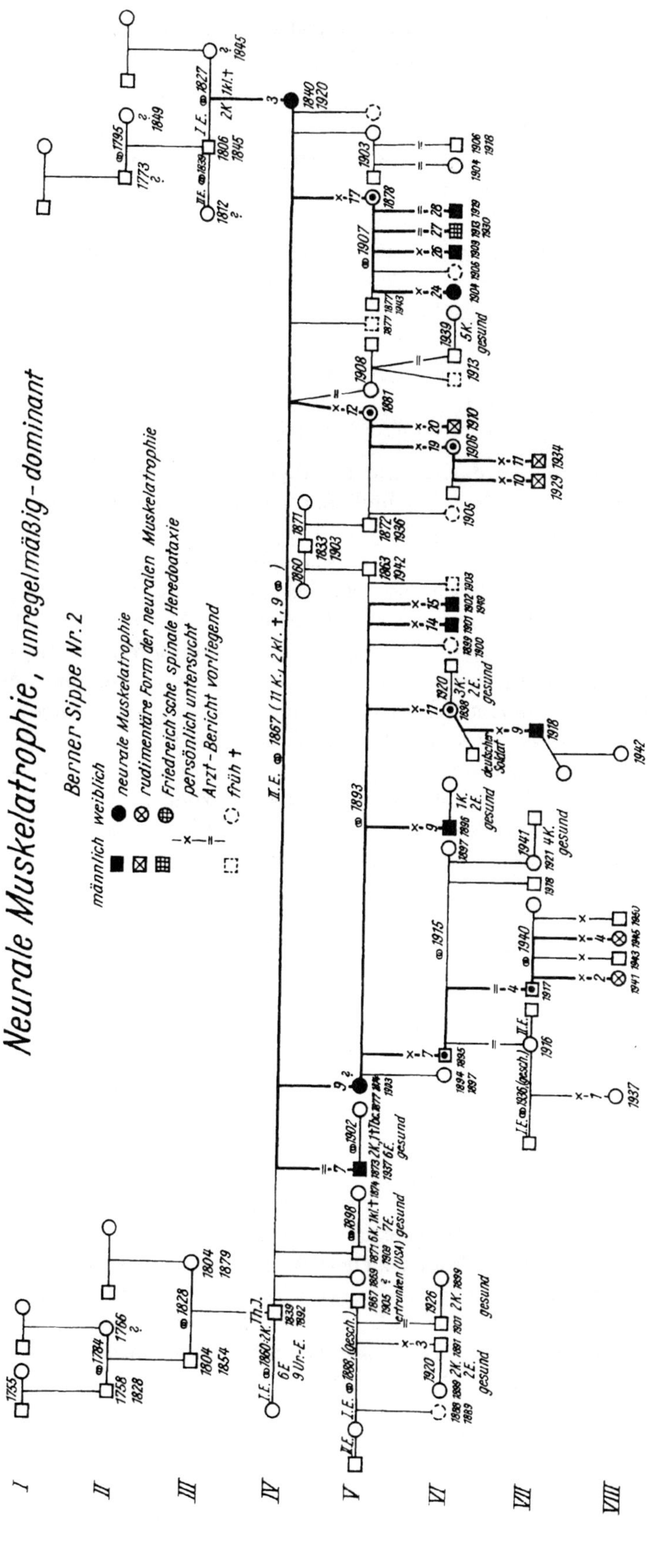

Abb. 56. Beobachtung von STUCKI u. LUBAN (1953). Wahrscheinlich dominante X-chromosomale neurale Muskelatrophie.

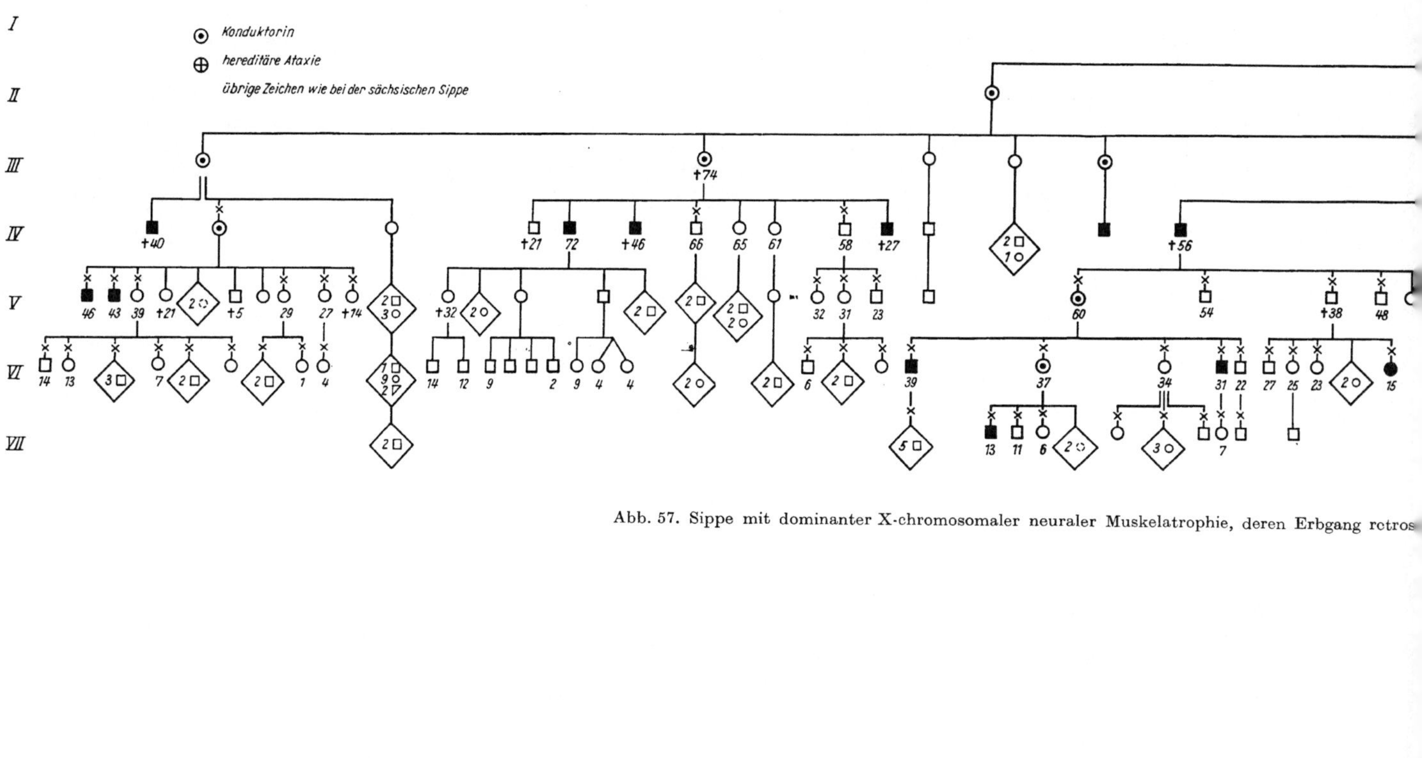

Abb. 57. Sippe mit dominanter X-chromosomaler neuraler Muskelatrophie, deren Erbgang retros

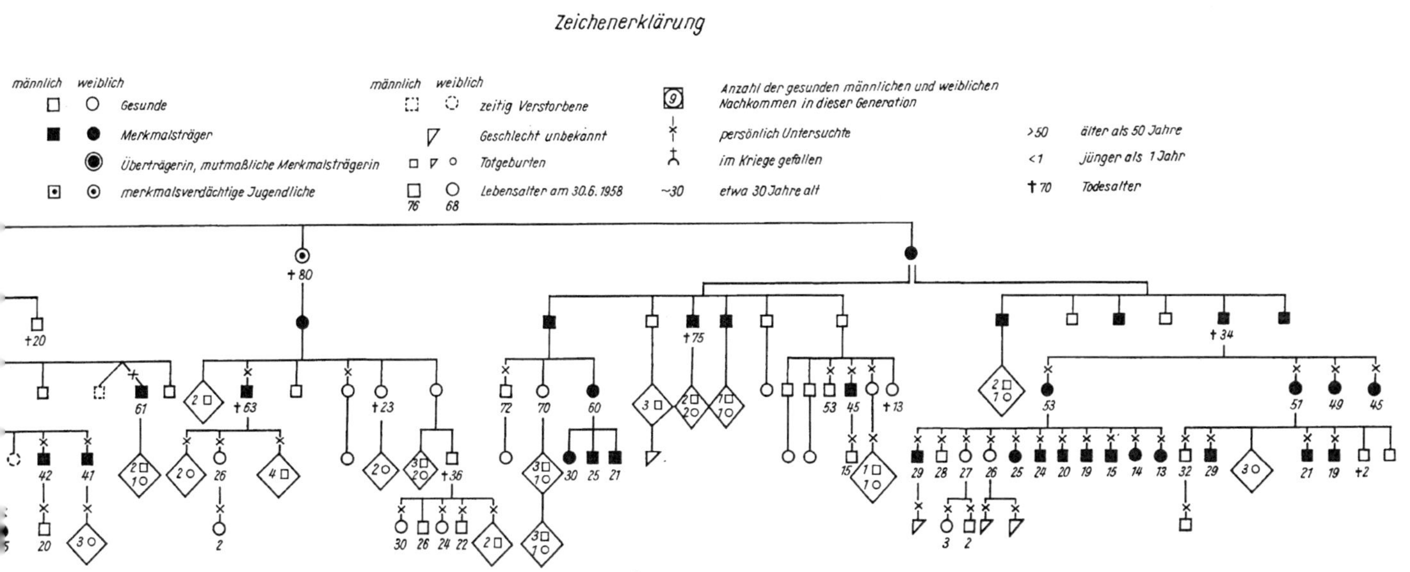

…nnt wurde (untersucht von Findlay, mitgeteilt von Bell, 1948; umgezeichnet vom Verfasser).

genau FINDLAY auf Mikrosymptome achtgegeben hat. Prüft man jedoch das wichtigste Merkmal des dominanten X-chromosomalen Erbgangs, das Auftreten der Krankheit bei den Kindern der kranken Männer und kranken Frauen (einschließlich der Konduktorinnen), so ergibt sich, daß die genotypisch belasteten Frauen sowohl kranke Söhne und Töchter wie auch gesunde Söhne und Töchter in annähernd gleicher Zahl haben, während in der Nachkommenschaft der kranken Männer nicht ein einziger kranker Sohn vorkommt. Daß nicht alle Töchter kranker Väter deutliche Krankheitszeichen aufweisen und daher oft nicht leicht als Merkmalsträger zu erkennen sind, ist von der sächsischen Sippe her geläufig. Das gleiche gilt natürlich auch für Frauen, welche die pathologische Anlage von der Mutter ererbt haben. So ist es zu erklären, daß in dieser Sippe 9 Konduktorinnen aus lebenden und früheren Generationen nicht als Merkmalsträger erkennbar waren bzw. erkannt wurden. Es gibt also eine ganze Anzahl Kranker, deren pathologische Anlage von der phänotypisch gesunden Mutter stammt. Darüber hinaus findet sich zweimal ein krankes Kind in der Nachkommenschaft eines gesundes *Vaters*. Da diese beiden Väter auf Grund der Regeln beim dominanten X-chromosomalen Erbgang auch genotypisch nicht belastet sein können, ist es naheliegend anzunehmen, daß auch in diesen Fällen die Mutter die Überträgerin war. In dieser Vermutung wird man bestärkt, wenn man erfährt, daß im gleichen Dorf noch eine zweite Sippe mit neuraler Muskelatrophie lebt. Bemerkenswert ist, daß diese zweite schottische Sippe, die 1933 von GORDON beschrieben wurde, ebenfalls alle Kriterien aufweist, die für dominanten X-chromosomalen Erbgang sprechen. Dadurch wird die Annahme FINDLAYS gestützt, daß die beiden im gleichen Dorf ansässigen kranken Sippen miteinander verwandt sind, obgleich dies durch die Ahnenforschung nicht mehr zu beweisen ist. Somit ergibt sich eine Anzahl gemeinsamer Merkmale bei den schottischen Sippen und der sächsischen, die auf den gleichen Erbmodus zurückzuführen ist. Neben den schon genannten ist das wichtigste, daß sich infolge Fortbestehens der Krankheit über viele Generationen jeweils zwei Sippenzweige gebildet haben, deren gemeinsamer Ursprung nicht mehr nachweisbar ist.

Ich sehe in der Identifizierung des Erbmodus der neuralen Muskelatrophie bei der schottischen Sippe durch BECKER eine Bestätigung meiner schon vor einigen Jahren geäußerten Ansicht, daß es gelingen wird, aus dem Schrifttum noch andere Sippen mit dominantem X-chromosomalem Erbgang aufzufinden.

Abschließend möchte ich der Hoffnung Ausdruck geben, daß die an Hand der Erfahrungen an der sächsischen Sippe erarbeiteten Kriterien für den dominanten X-chromosomalen Erbgang mithelfen mögen, die Erkennung dieses bisher selten nachgewiesenen Erbmodus auch in Zukunft zu fördern.

IV. Zusammenfassung

a) Klinischer Teil

1. Im sächsischen Mittelgebirge wurde eine *sehr große Sippe* mit neuraler Muskelatrophie ausfindig gemacht. Infolge günstiger geographischer Bedingungen konnten Unterlagen von über 1720 Personen gesammelt werden. Die Zahl der Merkmalsträger in 6 Generationen beträgt 59; dazu kommen 4 Überträgerinnen aus früheren Generationen, die auf Grund der Untersuchungen an den lebenden Kranken als mutmaßliche Merkmalsträger angesehen werden können. Außerdem gibt es noch einige Jugendliche in den letzten Generationen, die Initialsymptome der Krankheit aufweisen. Alle 41 lebenden Merkmalsträger sowie eine große Anzahl der Gesunden, vor allem in der nächsten Verwandtschaft der Kranken, konnten vom Verfasser persönlich untersucht werden, so daß die Zahl aller Untersuchten etwa 250 beträgt.
2. An diesem großen Krankengut wurden eingehende klinische, insbesondere neurologische Untersuchungen durchgeführt. Es konnten lückenlos *alle Schweregrade der Erkrankung* gezeigt werden. Besondere Beachtung wurde den *Initialsymptomen* geschenkt, so daß Hinweise für die *Früherkennung* der Krankheit gegeben werden können.
3. *Elektrische* sowie *elektromyographische Untersuchungen* wurden zur differentialdiagnostischen Abgrenzung des Krankheitsbildes angewendet.
4. Die Prüfung von Oberflächen- und Tiefensensibilität an einer großen Anzahl von Kranken ergab, daß den *Sensibilitätsstörungen* kein diagnostischer Wert beigemessen werden kann, weil sie nicht zu den obligaten Symptomen und nicht zu den Frühsymptomen gehören.
5. Auf Grund des Vorkommens bei mehreren Kranken der sächsischen Sippe wird die *Kälteparese* nur als *Symptom* der neuralen Muskelatrophie, nicht aber als Merkmal eines Biotyps aufgefaßt..
6. In dieser Sippe ist die *Homotypie* bemerkenswert. Nur *ganz vereinzelt* treten Symptome auf, die an *Übergangsformen zur Friedreichschen Krankheit* erinnern.
7. Es wird zur chirurgischen Intervention Stellung genommen und vor einem verfrühten operativen Eingriff gewarnt. — Einzelnen Kranken gaben Coffein und Alkohol vorübergehend das Gefühl größerer Sicherheit beim Gehen.
8. Als *Nebenbefund* wurde in verschiedenen Teilen der Sippe mehrfach ein *hoher Spann* beobachtet, der kaum Beschwerden verursacht und unabhängig von der neuralen Muskelatrophie vorkommt. Er wird besonders erwähnt, weil er zunächst erhebliche differentialdiagnostische Schwierigkeiten bei der Erkennung des Anfangsstadiums der neuralen Muskelatrophie bereitete. Retrospektiv kann man sagen, daß es sich dabei lediglich um eine *konstitutionelle Skelettvariante* ohne Krankheitswert handelt.

b) Genetischer Teil

1. Die Kongruenz von Symptomatik und Erbgang läßt mit an Sicherheit grenzender Wahrscheinlichkeit annehmen, daß wir es bei den erfaßten Kranken der 2 großen Familien nur mit einer einzigen Sippe zu tun haben, auch wenn sich der gemeinsame Urahn der beiden

Sippenzweige nicht mehr hat ermitteln lassen. Die Erforschung der Aszendenz der Kranken ergab, daß dieser gemeinsame Urahn vor *mindestens 10 Generationen* zu suchen ist.

2. Die eingehende neurologische Untersuchung der Sippe ermöglichte die *Aufklärung des Erbganges als dominant X-chromosomal,* während bisher nur die 3 häufigeren Erbgänge: dominant autosomal, rezessiv autosomal und rezessiv X-chromosomal bei der neuralen Muskelatrophie bekannt waren.
3. Da sich die Krankheit bei *allen* untersuchten Merkmalsüberträgern manifestiert hat, ist mit großer Wahrscheinlichkeit eine *vollständige Penetranz* anzunehmen.
4. Da bisher nur relativ wenige Krankheiten mit dominantem X-chromosomalem Erbgang bekannt sind, hat die Entdeckung einer weiteren Erkrankung mit diesem Erbgang theoretische wie praktische Bedeutung. Durch die eingehende Untersuchung der großen Sippe konnten zahlreiche *Kriterien* dargelegt werden, die als *Hinweise für die Erkennung dieses Erbmodus auch in anderen Sippen* dienen können. Es sind dies neben der Grundregel, daß kranke Männer nur gesunde Söhne und kranke Töchter haben, vor allem Geschlechtsdifferenzen in der Expressivität und in der Nachkommenhäufigkeit.

   α) Geschlechtsdifferente Expressivität:

   Alle kranken Männer sind schwerkrank, bei den kranken Frauen kommen dagegen alle Schweregrade vor. Zur Beurteilung der Schwere der Erkrankung erweist sich das Manifestationsalter als brauchbares Kriterium.

   β) Geschlechtsdifferente Nachkommenhäufigkeit:

   Infolge der schwereren Symptomatik bleiben zahlreiche kranke Männer aus freiem Willen kinderlos. Haben kranke Männer Kinder, so bleibt die Kinderzahl deutlich hinter der von kranken Frauen zurück. Es werden verschiedene Methoden zur Erkennung der Geschlechtsdifferenz in der Nachkommenhäufigkeit erarbeitet und auf ihren Wert geprüft.

5. Mittels der genannten Methoden wurden *die früher beschriebenen Sippen* mit dominant vererbter neuraler Muskelatrophie *untersucht und bei mehreren von ihnen ein dominanter X-chromosomaler Erbgang nachträglich vermutet bzw. glaubwürdig gemacht.*

V. Schrifttum

ACHARD, CH., u. J. THIERS, Polynévrite chronique hypertrophique de l'adulte. Rev. neurol. **31**, 146 (1924).

ALESSANDRINI, P., Le atrofie del tipo Charcot-Marie. Riv. Pat. nerv. ment. **13**, 553 (1908).

ALLAN, W., Relation of hereditary pattern to clinical severity as illustrated by peroneal atrophy. Arch. int. Med. **63**, 1123 (1939).

ALTENBURGER, H., Elektrodiagnostik. In: Handbuch der Neurologie, herausgegeben von O. Bumke, u. O. Foerster, III, S. 801, Berlin 1937.

ANDRÉ-VAN LEEUWEN, M., De la valeur des troubles pupillaires en dehors de la syphilis comme signe précoce ou forme fruste d'une affection hérédodégénérative. III. Une souche d'amyotrophie de Charcot-Marie-Tooth présentent des troubles pupillaires chez un grand nombre de ses membres et, chez l'un d'eux, des lésions typiques de névrite hypertrophique (famille Smits). Mschr. Psychiatr. **108**, 1 (1943).

ANDRÉ-VAN LEEUWEN, M., J. BABEL, L. VAN BOGAERT, A. FRANCESCHETTI, D. KLEIN u. A. MONTANDON, Hérédo-ataxies par dégénérescence spino- ponto-cérébelleuse.Leur manifestations rétiniennes, optiques et cochléaires Rev. Oto-neuro-ophthal. **20**, 1 (1948). Ref.: Zbl. ges. Neurol. Psychiat. **108**, 425 (1950).

ANDRÉ-VAN LEEUWEN, M., u. M. MOREAU, De la valeur des troubles pupillaires en dehors de la syphilis comme manifestation d'une affection hérédodégénérative. IV. Une souche d'amyotrophie neurale (type névrite hypertrophique) avec troubles pupillaires. Rapports avec la pupillotonie (Adie) et la dystasie aréflexique (Roussy-Lévy) (famille Smans-Loon), Mschr. Psychiatr. **112**, 121 (1946).

AOYAMA, T., Ein Fall von neurotischer Muskelatrophie mit bulbären Veränderungen. Dtsch. Z. Nervenhk. **40**, 207 (1910).

AUSTREGESILO, A., Parenté entre les atrophies musculaires Charcot-Marie, Dejerine et Sottas et la maladie de Friedreich. Rev. sudamér. Méd. et Chir. (Paris) **1**, 247 (1930). Ref.: Zbl. ges. Neurol. Psychiat. **58**, 480 (1931).

BALLET, G., u. F. ROSE, Un cas d'Amyotrophie du type Charcot-Marie avec Atrophie des deux Nerfs optiques. Rev. neurol. **12**, 522 (1904).

BAMPTON, E. H., zit. nach VOGEL, Cases of Hereditary Dental Pigmentation, Transact. 6th Internat. Dental Congr., London, 1914, S. 167.

BARRAQUER-FERRÉ, L., u. L. BARRAQUER-BORDAS, De la sémiologie ganglio-radiculaire postérieure dans l'amyotrophie de Charcot-Marie-Tooth: troubles trophiques douleurs fulgurantes, troubles sensitifs. Acta neurol. belg. **53**, 55 (1953). Ref.: Zbl. ges. Neurol. Psychiat. **125**, 274 (1953).

BEAUCHESNE, zit. nach ROZANSKI.

BECK, H., Zur Ätiologie der neuralen Muskelatrophie. Dtsch. Arch. klin. Med. **187**, 89 (1940). Ref.: Zbl. ges. Neurol. Psychiat. **99**, 63 (1941).

BECKER, P. E., Beitrag im Handbuch der Humangenetik. Herausgegeben von P. E. BECKER. In Vorbereitung.

BECKER, P. E., Neue Ergebnisse der Genetik der Muskeldystrophien. Acta genet. (Basel) **7**, 303 (1957).

BEDFORD, P. D., u. F. E. JAMES, A family with the progressive hypertrophic polyneuritis of Dejerine and Sottas. J. Neurol. Neurosurg. Psychiat. **19**, 46 (1956).

BELL, J., On the peroneal type of progressive muscular atrophy. In: Treasury of human inheritance. Cambridge University Press, Band 4, London 1948, S. 69.

BELL u. ARMSTEAD, zit. nach BELL.

BERNHARDT, M., Weiterer Beitrag zur Lehre von den hereditären und familiären Erkrankungen des Nervensystems. Virchows Arch. path. Anat. **133**, 259 (1893).

BERNHARDT, M., Vorstellung von zwei Kranken mit progressiver Muskelatrophie in der Sitzung der Berliner medizinischen Gesellschaft v. 20. 1. 1875. Berliner klin. Wschr. **12**, 128 u. 142 (1875).

BEYERMANN, B., Ein Fall von progressiver neuraler Muskelatrophie mit eigenartiger Ätiologie und Symptomatologie. Dtsch. med. Wschr. **59**, 1046 (1933).

BIELSCHOWSKY, M., Zur Kenntnis des Friedreich-Komplexes. Z. Neurol. **150**, 373 (1934).

BIEMOND, A., Neurotische Muskelatrophie und Friedreichsche Tabes in derselben Familie. Eine klinisch-genetische Studie. Dtsch. Z. Nervenhk. **104**, 113 (1928).

BODECHTEL, G., u. A. SCHRADER, Die Erkrankungen des Rückenmarks: Die neurale Muskelatrophie. In: Handbuch der Inneren Medizin, Berlin-Göttingen-Heidelberg **1953**, 4. Aufl., V, 2, S. 519.

BOETERS, H., Ergebnisse der Erblichkeitsforschung in Sippen mit neuraler Muskelatrophie. Z. Abstamm.-Lehre **73**, 545 (1937).

BOETERS, H., Der erbliche Muskelschwund. Genealogische Untersuchungen bei neurospinaler Muskelatrophie. Z. Neurol. **160**, 455 (1938).

BOETERS, H., Kreis der neuralen (neurospinalen) Muskelatrophie. In: Handbuch der Erbbiologie des Menschen, herausgegeben von G. Just. Berlin **1939**, 5/I, S. 94.

BOGAERT, VAN, L., Des amyotrophies familiales du type Charcot-Marie à début tardif. Contribution à la connaissance de l'hérédité de ce type morbide. Arch. internat. Méd. expér. (Belg.) **3**, 17 (1927). Ref.: Zbl. ges. Neurol. Psychiat. **47**, 433 (1927).

BOGAERT, VAN, L., Maladies héréditaires du neurone périphérique et du muscle. Acta neurol. belg. **51**, 648 (1951).

BOGAERT, VAN, L., u. M. MOREAU, Combinaison de l'amyotrophie de Charcot-Marie-Tooth et de la maladie de Friedreich chez plusieurs membres d'une même famille. Encéphale **34**, 312 (1939/40). Ref.: Zbl. ges. Neurol. Psychiat. **98**, 686 (1941).

BORGES FORTES, A., Ein Fall von Friedreichscher Krankheit mit Charcot-Mariescher Muskelatrophie (portugiesisch). Arq. brasil. neuriatr. **18**, 5 (1935). Ref.: Zbl. ges. Neurol. Psychiat. **77**, 531 (1935).

BORNSTEIN, B., Über eine neuro-muskuläre Familienkrankheit (polnisch) Neurol. polska **16/17**, 321 (1934). Ref.: Zbl. ges. Neurol. Psychiat. **74**, 376 (1935).

BRASCH, M., Über eine Abart (Dejerine) der neurotischen Muskelatrophie. Sitzungsber. Berliner Ges. f. Psychiatrie u. Nervenheilkunde vom 13. 7. 1903, Neurol. Zbl. **22**, 748 (1903).

BRASCH, M., Über eine besondere Form der familiären neurotischen Muskelatrophie (Dejerine-Sottas). Dtsch. Z. Nervenhk. **26**, 302 (1904).

BRIHAYE, M., E. NENQUIN-KLAASSEN u. G. BERTHOLET, Atrophie musculaire neurogène du type Charcot-Marie-Tooth-Hoffmann, associée à une atrophie optique bilatérale. Acta neurol. psychiatr. Belg. **56**, 302 (1956). Ref.: Zbl. ges. Neurol. Psychiat. **139**, 117 (1957).

BRODAL, A., S. BÖYESEN u. A. G. FRÖVIG, Progressive neuropathic (peroneal) muscular atrophy (Charcot-Marie-Tooth disease). Histological findings in muscle biopsy specimens in fourteen cases, with notes on clinical diagnosis and familial occurrence. Arch. of Neurol. (Chic.) **70**, 1 (1953).

BRODAL, A., u. S. REFSUM, Progressive neural muscular atrophy (Charcot-Marie-Tooth). Case report with histological examination of excised muscle. Acta psychiatr. neurol. K'hvn **17**, 99 (1942). Ref.: Zbl. ges. Neurol. Psychiat. **103**, 645 (1943).

BRONISCH, F. W., u. C. HUBER, Zur Frage sensibler Störungen bei der neuralen Muskelatrophie. Dtsch. Z. Nervenhk. **172**, 541 (1955).

BROWNSBERGER, C. N., u. J. M. NIELSEN, Progressive spinal muscular atrophy with sensory changes. Possibility of two diseases. Bull. Los Angeles Neurol. Soc. **3**, 182 (1938). Ref.: Zbl. ges. Neurol. Psychiat. **93**, 396 (1939).

BRUNS, 38. Vers. der Irrenärzte Niedersachsens und Westphalens zu Hannover am 2. 5. 1903. Neurol. Zbl. **22**, 599 (1903).

BUCHTHAL, F., Einführung in die Elektromyographie. München u. Berlin 1958.

BUCHTHAL, F., u. S. CLEMMESEN, zit. nach HUFSCHMIDT, The electromyogram of atrophic muscles in cases of intramedullar affections. Acta psychiat. scand. **18**, 377 (1943).

BÜRGER, M., Geschlecht und Krankheit. München 1958, S. 119.

BÜRGER, M. unter Mitarbeit von H. KNOBLOCH, Die Hand des Kranken. München 1956.

CASSIRER u. MAAS, Beitrag zur pathologischen Anatomie der progressiven neurotischen Muskelatrophie. Dtsch. Z. Nervenhk. **39**, 321 (1910). Ref.: Neurol. Zbl. **28**, 1052 (1909).

CHARCOT, J.-M., u. P. MARIE, Sur une forme particulière d'atrophie musculaire progressive souvent familiale débutant par les pieds et les jambes et atteignant plus tard les mains. Rev. Méd. **6**, 97 (1886).

CHESSA-PERLE, E., Malattia di Friedreich complicata da atrofie muscolari. Sulla influenza di fattori esogeni sulla gravità di processi abiotrofici eredofamiliari. Giorn. Psichiatr. Ferrara **80**, 357 (1952). Ref.: Zbl. ges. Neurol. Psychiat. **124**, 331 (1953).

CHILDS, B., W. ZINKHAM, E. A. BROWNE, E. L. KIMBRO, u. J. V. TORBERT, A genetic study of a defect in glutathione metabolism of the erythrocyte. Bull. Johns Hopkins Hosp. **102**, 21 (1958).

CHURCH, A., The neuritic type of progressive muscular atrophy. A case with marked heredity. J. nerv. ment. Dis. **33**, 447 (1906). Ref.: Neurol. Zbl. **27**, 876 (1908).

COHN, T., Spinal-neuritische oder myopathische Muskelatrophie? Neurol. Zbl. **21**, 537 (1902).

CONRAD, K., u. B. OTT, Über Beziehungen zwischen neuraler Muskelatrophie und hereditärer Ataxie (Friedreich). Med. Klin. **50**, 638 (1955).

COOPER, E. L., Progressive familial hypertrophic neuritis (Dejerine-Sottas). Brit. med. J. 1936, S. 793.

CRANK, H. H., u. N. Reider, Genetic Features in the Charcot-Marie-Tooth Type of Muscular Atrophy. Bull. Menninger Clin. Topeka **3**, 88 (1939).

CREUTZFELDT, H. G., F. CURTIUS u. K. H. KRÜGER, Zur Klinik, Histologie und Genealogie der Déjerine-Sottasschen Krankheit. Arch. Psychiat. Nervenkr. **186**, 341 (1951).

CURTIUS, F., Die organischen und funktionellen Erbkrankheiten des Nervensystems. Stuttgart 1935.

DÄHNHARDT, Bemerkungen zur Lehre von der Muskelatrophie. Neurol. Zbl. **9**, 675 (1890).

DAWIDENKOW, S., Die progressive Muskelatrophie Charcot-Marie und die Berufswahl (russisch). Mosk. med. ž. **6**, 33 (1926). Ref.: Zbl. ges. Neurol. Psychiat. **46**, 574 (1927).

DAWIDENKOW, S., Über die neurotische Muskelatrophie Charcot-Marie. Klinisch-genetische Studien. Z. Neurol. **107**, 259 (1927).

DAWIDENKOW, S., Über die neurotische Muskelatrophie Charcot-Marie. Klinisch-genetische Studien. II. Das allgemeine klinische Bild der neurotischen Amyotrophie. Z. Neurol. **108**, 344 (1927).

DAWIDENKOW, S., Die recessive Form der Amyotrophie von Charcot-Marie (spanisch). Rev. neur. Buenos Aires **3**, 177 (1938). Ref.: Zbl. ges. Neurol. Psychiat. **94**, 692 (1939).

DAWIDENKOW, S., Sur la forme douloureuse de la névrite hypertrophique familiale. Encéphale **34**, 261 (1939). Ref.: Zbl. ges. Neurol. Psychiat. **97**, 697 (1940).

DAWIDENKOW, S., Crampi in distal amiotrophies (russisch). Nevropat. i. t. d. **9**, 171 (1940). Ref.: Zbl. ges. Neurol. Psychiat. **97**, 700 (1940).

DAWIDENKOW, S., Klinik und Therapie der progressiven Muskelatrophien. Leningrad 1954. Deutsche Übersetzung Berlin 1956.

DEBRUNNER, H., Zur orthopädischen Therapie der Fußdeformitäten bei neuraler Muskelatrophie. Dtsch. med. Wschr. **45**, 1437 (1919).

DEJERINE, zit. nach LONG u. LONG, Contribution à l'étude de la névrite interstitielle hypertrophique et progressive de l'enfance. Rev. méd. 1896.

DEJERINE, J., u. J. SOTTAS, Sur la névrite interstitielle, hypertrophique et progressive de l'enfance. Compt. rend. Soc. Biol., Paris 9. Serie, **5**, 63 (1893).

DELL'ACQUA, G., Atrofia muscolare neurale associata ad alterazione dei riflessi pupillari. Bull. Sci. med., Bologna **3**, 231 (1935). Ref.: Zbl. ges. Neurol. Psychiat. **79**, 109 (1936).

DELL'ACQUA, G., Atrofia muscolare progressiva neurale associata ad oftalmoplegia interna. Endocrinologia, Bologna **10**, 575 (1935). Ref.: Zbl. ges. Neurol. Psychiat. **82**, 657 (1936).

DIDE, M., u. COURJON, La névrite hypertrophique de l'adulte. Rev. neurol. **26**, 825 (1919).

DOBNER, E., Elektrotherapie. In: H. LAMPERT, Physikalische Therapie. Dresden u. Leipzig 1954, 3. Aufl.

DYCK, P. J., E. H. LAMBERT u. D. W. MULDER, Charcot-Marie-Tooth disease: nerve conduction and clinical studies of a large kinship. Neurology, Minneapolis **13**, Nr. 1 (1963).

EGGER, F., Beitrag zur Lehre von der progressiven neuralen Muskelatrophie. Arch. Psychiat. Nervenkr. **29**, 400 (1897).

EICHHORST, H., Über Heredität der progressiven Muskelatrophie. Berliner klin. Wschr. **10**, 497 (1873).

ELKINGTON, J. ST. C., Two members of a myopathic family. Proc. Roy. Soc. Med. **26**, 295 (1933).

ENGLAND, A. C., u. D. DENNY-BROWN, Severe sensory changes, and trophic disorder, in peroneal muscular atrophy (Charcot-Marie-Tooth type). Arch. Neurol., Chicago, **67**, 1 (1952).

EULENBURG (sen.), Über progressive Muskelatrophie. Deutsche Klinik **8**, 117, 129, 138 u. 143 (1856).

EULENBURG, A. (jun.), Über successives Auftreten diffuser Muskelerkrankungen bei Geschwistern. Virchows Arch. path. Anat. **53**, 361 (1871).

FINDLAY, zit. nach BELL.

FOSSATI, C., Su di un caso di associazione di atrofia muscolare progressiva tipo „Charcot-Marie", con neurite retrobulbare cronica, bilaterale. Giorn. med. Alto Adige **3**, 285 (1931). Ref.: Zbl. ges. Neurol. Psychiat. **61**, 211 (1932).

FRAENKEL, Neurotische Form der progressiven Muskelatrophie. Sitzungsbericht, Dtsch. med. Wschr. **31**, 1817 (1905).

FRANÇOIS, J., u. L. DESCAMPS, Étude neuro-ophtalmologique de deux souches d'amyotrophie neurale hérédo-dégénérative, l'une du type Charcot-Marie-Tooth (famille Joly), l'autre du type névrite hypertrophique de Déjerine-Sottas (famille Molle). Acta neurol. belg. **49**, 648 (1949).

FREITAS JULIÃO, O., Étude sur la névrite hypertrophique progressive de Déjerine-Sottas. Arq. neuro-psiquiatr. **10**, 221 (1952). Ref.: Zbl. ges. Neurol. Psychiat. **123**, 156 (1953).

FRIEDERICHS, N. F., u. E. J. KIRNBERGER, Münch. med. Wschr. **98**, 813 (1956). Münch. med. Wschr. **99**, 702 u. 1706 (1957).

FRIEDREICH, N., Über progressive Muskelatrophie, über wahre und falsche Muskelhypertrophie. Berlin 1873.

FRIN, H., Beitrag zur Kenntnis der Friedreichschen Erkrankung. Nervenarzt **14**, 172 (1941).

FUTER, D. S., u. J. W. SERGEITSCHUK, Klinik, Pathogenese und Behandlung der progressiven Muskeldystrophie. Pediatrija, Dtsch. Ausgabe 1954, S. 61. Ref.: Zbl. ges. Neurol. Psychiat. **136**, 364 (1956).

GALOTTI, O., Verwandtschaft zwischen der Muskel-Atrophie vom Charcot-Marie-Typ, der interstitiellen Hypertrophie und progressiven Neuritis des Kindes nach Dejerine-Sottas und der Friedreichschen Krankheit (portugisisch). Livro jubilar Austregesilo **1934**, S. **23**. Ref.: Zbl. ges. Neurol. Psychiat. **76**, 359 (1935).

GILLERT, O., Galvanischer Strom, faradischer Strom, Exponentialstrom in der therapeutischen Praxis. München 1954, 2. Aufl.

GÖDDE, H., Beitrag zur neuralen Form der progressiven Muskelatrophie. Z. Neurol. **66**, 84 (1921).

GÖTZE, W., Neurale Muskelatrophie und Heredoataxie als Erscheinungsformen einer einheitlichen Erkrankung (mit hochgradigen vegetativen Störungen und psychischen Veränderungen). Arch. Psychiat. Nervenkr., **113**, 550 (1941).

GORDON, A., Remarks on primary neurotic atrophy (Charcot-Marie-Hoffmann type) with report of a case, in which there was excessive indulgence in tea and coffee. J. nerv. ment. Dis. **30**, **354** (1903).

GORDON, I., Peroneal muscular atrophy in five generations. Lancet 1933, 1026.

GRÖNQVIST, R., Ett fall av Friedreichs ataxi kombinerad med muskelatrofi. Hygiea (Stockholm) **80**, Nr. 11 (1918). Ref.: Neurol. Zbl. **38**, 65 (1919).

GROSS, R. T., R. E. HURWITZ u. P. A. MARKS, An hereditary encymatic defect in erythrocyte metabolism: glucose-6-phosphate dehydrogenase deficiency. J. clin. Invest. **37**, 1176 (1958).

GÜNTHER, H., Die Bedeutung der Sexualdisposition bei Erkrankungen des Nervensystems. Dtsch. Z. Nervenhk. **90**, 1 (1926).

GÜNTHER, H. (1935), zit. nach VON VERSCHUER (1959).

GUILLAIN, G., Über die Erhaltung der Bewegungsfunktionen in den Gliedmaßen bei der Charcot-Marie'schen Amyotrophie. Sitzungsbericht Société de neurologie de Paris 6. 6. 1901. Ref.: Neurol. Zbl. **21**, 479 (1902).

HACKENBROCH, M., Der Hohlfuß. Berlin 1926.

HÄNEL, P., Über eine Form von noch nicht beschriebener hereditärer neurotischer Muskelatrophie. Diss. Jena 1890.

HALDANE, J. B. S., A probable new sex-linked dominant in man. J. Hered. **28**, 58 (1937).

HALLIDAY, J. R., u. A. J. WHITTING, The peroneal type of muscular atrophy with an account of a family group of cases. Brit. med. J. **1909** S. 1114.

HAMMOND, G. M., zit nach BOETERS. Dis. Nerv. Syst. **7**, 541 (1881).

HANHART, E., Die Davoser Sippe mit 117 Fällen von inkomplett dominantem X-chromosomalem Nystagmus. Arch. Klaus-Stift. Vererb. -Forsch. **28**, 233 (1953).

HARRINGTON, A. H., Hereditary cases of progressive muscular atrophy. Amer. J. Insan. **44**, 73 (1888).

HEMPTENMACHER, De aetiologia atrophiae muscularis progressivae. Diss. Berlin 1862.

HERRINGHAM, W. P., Muscular atrophy of the peroneal type affecting many members of a family. Brain **11**, 230 (1889).

HERZOG, I., Neurale progressive Muskelatrophie und Störungen der inneren Sekretion. Med. Klin. **22**, 1300 (1926).

HEVEROCH, A., Progressive Muskelatrophie Typus Charcot-Marie. Čas. lék. česk. 1904, S. 725. Ref.: Neurol. Zbl. **23**, 772 (1904).

HIERONS, R., Familial peroneal muscular atrophy and its association with the familial ataxias and tremor and longevity. J. Neurol. Neurosurg. Psychiatr. **19**, 155 (1956).

HOBHOUSE, N., A case of progressive neural muscular atrophy. Proc. Roy. Soc. Med. **17**, clin. sect., S. 11 (1924). Ref.: Zbl. ges. Neurol. Psychiat. **38**, 56 (1924).

HOFFMANN, J., Über progressive neurotische Muskelatrophie. Arch. Psychiat. Nervenkr. **20**, 660 (1889).

HOFFMANN, J., Über progressive hypertrophische Neuritits. Dtsch. Z. Nervenhk. **44**, 64 (1912).

HOFFMANN, J., Weiterer Beitrag zur Lehre von der progressiven neurotischen Muskelatrophie. Dtsch. Z. Nervenhk. **1**, 95 (1891).

HOHMANN, G., Fuß und Bein. München 1951, 5. Aufl.

HOWELL, T. H., Senile deterioration of the central nervous system. Ref.: Zbl. ges. Neurol. Psychiat. **109**, 18 (1950).

HUFSCHMIDT, H.-J., Zur funktionellen Organisation der motorischen Einheiten eines Muskels. Elektromyographische Untersuchungen am Menschen, insbesondere an Kranken mit neurogenen Muskelatrophien. Dtsch. Z. Nervenhk. **178**, 583 (1959).

ISHIHARA, S., Tests for Colour-Blindness. Tokio 1954, 11. Aufl.

JACOBS, J. E., u. CH. R. CARR, Progressive muscular atrophy of the peroneal type (Charcot-Marie-Tooth disease). Orthopaedic management and end-result study. J. Bone Surg. **32-A**, 27, u. Diskussion S. 47 (1950).

JOUGHIN, J. L., A case of Charcot-Marie-Tooth type of neuritic atrophy. Med. Clin. N. Amer. **5**, 1237 (1932). Ref.: Zbl. ges. Neurol. **65**, 267 (1933).

JUST, G., Die Mendelistischen Grundlagen der Erbbiologie des Menschen. In: Handbuch der Erbbiologie des Menschen. I, S. 371 (1940).

KASPER, W., Zur Klinik und Therapie der neuralen Muskelatrophie. Diss. Erlangen 1935.

KITAHARA, S., zit. nach HANHART. Acta ophth. Jap. **34**, **4**. Ref.: Klin. Mbl. Augenhk. **85**, 156 (1930).

KLOTZ, E., Zur Frage der Sensibilitätsstörungen bei neuraler Muskelatrophie. Diss. Freiburg 1954.

KLOTZ, E., u. J.-E. MEYER, Über sensible und trophische Störungen bei der neuralen Muskelatrophie. Nervenarzt **26**, 184 (1955).

KOCH, E., u. R. KRASS, Neurale Muskelatrophie bei eineiigen Zwillingen. Verh. Dtsch. Ges. inn. Med. **64**, 277 (1958).

KÖSTER, Neurale Muskelatrophie. Sitzungsbericht in: Dtsch. med. Wschr. **31**, 974 (1905).

KOSTAKOW, ST., Beitrag zur Glykokollbehandlung der neuralen Muskelatrophie und dystrophischen Myotonie. Med. Klin. **30**, 1127 (1934).

KOWARSCHIK, J., Physikalische Therapie. Wien 1948.

KRAUSS, W., Atrophia nervi optici und neurotische Muskelatrophie. Z. Augenhk. **16**, 503 (1906).

KROLL, M., Die neuropathologischen Syndrome. Berlin 1929.

KRÜCKE, W., Zur Histopathologie der neuralen Muskelatrophie, der hypertrophischen Neuritis und Neurofibromatose. Arch. Psychiat. Nervenkr. **115**, 180 (1942). Ref.: Zbl. ges. Neurol. Psychiat. **104**, 89 (1943).

KRÜCKE, W., Progressive neurale Muskelatrophie. In: Handbuch der speziellen pathologischen Anatomie und Histologie. (Henke-Lubarsch-Rössle), XIII/5, S. 72. Berlin-Göttingen-Heidelberg 1955.

KÜGELGEN, VON, K., Beitrag zur neuralen progressiven Muskelatrophie. Arch. Psychiat. Nervenkr. **45**, 944 (1909).

KÜHNEL, G., Über die neurale progressive Muskelatrophie (Charcot-Marie-Tooth). Mschr. Psychiatr. **70**, 95 (1928).

KULKOW, A. E., u. A. A. PLAKCHINA, Beitrag zu den genetischen und klinischen Eigentümlichkeiten der Friedreichschen familiären Ataxie. Dtsch. Z. Nervenhk. **123**, 274 (1932).

LAUDA, E., Zur Kasuistik der hereditären, progressiven, neurotischen Muskelatrophie mit tabischen Symptomen. Dtsch. Z. Nervenhk. **75**, 267 (1922).

LEGRAND, R., J. DESRUELLES u. A. MANOUVRIER, Troubles cardiaques graves dans un cas d'amyotrophie de Charcot-Marie avec ataxie. Arch. Mal. Coeur **43**, 154 (1950).

LENZ, W., Medizinische Genetik. Stuttgart 1961.

LHERMITTE, J., u. J. MOUZON, Amyotrophie du type Charcot-Marie à début tardif. Prédominance familiale dans le sexe féminin. Rev. neurol. **67**, 243 (1937).

LIETZ, S., Zur Problematik der neuralen Muskelatrophie (Typ Charcot-Marie) an Hand einer Sippenuntersuchung. Psych. Neur. med. Psychol. **15**, 255 (1963).

DE LISI, L., Osservazioni e studi sulla trasmissione ereditaria dell'atrofia muscolare progressiva tipo Charcot-Marie. Riv. Pat. nerv. ment. **31**, 390 (1926).

LOETSCH, B., Beitrag zur Kenntnis der endogenen Muskelatrophie. Z. Kinderheilk. **19**, Heft 3 (1919). Ref.: Neurol. Zbl. **38**, 759 (1919).

LONG u. LONG, Atrophie musculaire type Charcot-Marie, associée à des phénomènes spasmodiques. Rev. neurol. **21**, 696 (1913).

LUBAN, B., Neurale Muskelatrophie und hypertrophische Neuritis. Klinischer und genealogischer Beitrag an Hand einer bernischen Sippe. Schweiz. Arch. Neurol. Psychiat. **68**, 34 (1951).

MACKLIN, M. T., u. J. T. BOWMAN, Inheritance of Peroneal Atrophy. J. Amer. med. Ass. **86**, 613 (1926).

MAHLSTEDT, H., Zur Klinik und Differentialdiagnose der neuralen Muskelatrophie Charcot-Marie-Hoffmann Diss. Freiburg i. Brsg. 1933. Ref.: Zbl. ges. Neurol. Psychiat. **72**, 234 (1934).

MANN, J. D., A. CAHAN, A. G. GELB, N. FISCHER, J. HAMPER, P. TIPPETT, R. SANGER, R. R. RACE, A sex-linked blood group. Lancet 1962/I, 8.

MARGUTH, F., H. ORBACH u. K. VETTER, Das Elektromyogramm (EMG) in der Diagnostik der spinalen Nervenwurzelkompression. Nervenarzt **26**, 137 (1955).

MARINESCO, G., Contribution à l'étude anatomo-clinique de l'amyotrophie Charcot-Marie. Rev. neurol. **35**, 543 (1928).

MEYER, J.-E., Zur pathologischen Anatomie der neuralen Muskelatrophie. Arch. Psychiat. Nervenkr. **197**, 263 (1958).

MIRVISH, L., A familial incidence of peroneal type of progressive muscular atrophy (Charcot-Marie-Tooth disease). S.Afr. med. Rec. **23**, 411 ((1925). Ref.: Zbl. ges. Neurol. Psychiat. **43**, 323 (1926).

MÖNKEMÖLLER u. KAPLAN, zit. nach HOHMANN.

MONNIER, M., u. H.-J. HUFSCHMIDT, Electroretinography with basal lead and without corneal electrode. Electroenceph. clin. Neurophysiol. **3**, 241 (1951), zit. nach HUFSCHMIDT.

MONNIER, M., u. H.-J. HUFSCHMIDT, Das Elektrooculogramm (EOG) und Elektronystagmogramm (ENG) beim Menschen. Helv. physiol. pharmacol. Acta **9**, 348 (1951), zit. nach HUFSCHMIDT.

MONNIER, M., H.-J. HUFSCHMIDT u. P. DIETERLE, Principe d'électrooculographie et d'électronystagmographie chez l'homme. Bull. Acad. suisse sc. méd. **8**, 413 (1952), zit. nach HUFSCHMIDT.

MORTON: zitiert nach VOGEL.

NOVAK, E., Progressive muscular atrophy, with report of two cases of the neural type. J. nerv. ment. Dis. **60**, 262 (1924).

ORMEROD, J. A., Muscular Atrophy, after measles in three members of a family. Brain **7**, 334 (1884/85).

OSLER, zit. nach TOOTH.

PARKER, G., A case of progressive muscular atrophy of the peroneal type; twenty-one of the patient's relatives being also affected. Brit. med. J. Nr. 3520, 1062 (1928).

PETTE, H., Zur Pathogenese der neurotischen Muskelatrophie. Z. Neurol. **92**, 324 (1924).

PETTE, H., Neurale Muskelatrophie. In: Handbuch der Neurologie von Bumke, O., u. O. Foerster, **16**, 497 (1936).

PICCHIO, A., u. A. PODO, Su alcuni casi di atrofia muscolare progressiva neurale tipo Charcot-Marie-Tooth. Considerazioni cliniche e trattamento ortopedico. Minerva ortop. **4**, 374 (1953). Ref.: Zbl. ges. Neurol. Psychiat. **130**, 155 (1954).

PINTUS, G., Sulla trasmissione ereditaria dell'atrofia muscolare progressiva tipo Charcot-Marie. (Nuovo parentado nella provincia di Cagliari). Rass. Studi psichiatr. **24**, 833 (1935).

POPOW, A., Une famille atteinte d'une forme particulière de maladie héréditaire. (Forme de Roussy-Lévy). Rev. neurol. **39**, 447 (1932).

POTTS, CH. S., u. G. WILSON, Charcot-Marie atrophy: The report of a case with necropsy. Arch. Neurol. (Chic.) **9**, 431 (1923). Ref. Zbl. ges. Neurol. Psychiat. **34**, 194 (1924).

RAFFAN, J., A case of neuromuscular paralysis (Charcot-Marie-Tooth type). Scot. med. surg. J. **20**, 341 (1907). Ref.: Neurol. Zbl. **26**, 1071 (1907).

RAMSEY, R. H., u. H. R. MCCARROLL, Problem of muscular dystrophies. J. Amer. med. Ass. **150**, 659 (1952).

RAYMOND, F., Leçons sur les maladies du système nerveux. Zit. nach DAWIDENKOW (1927).

RAYMOND, Forme spéciale de névrite interstitielle hypertrophique progressive de l'enfance. Rev. neurol. **14**, 558 (1906).

REED, T. E., u. J. V. NEEL, Huntington's Chorea in Michigan. 2. Mitt.: Selection and Mutation. Amer. J. hum. Genet. **11**, 107 (1959).

REINHARD, Beitrag zur Casuistik der neurotischen Muskelatrophie. Dtsch. Z. Nervenhk. **11**, 431 (1897).

RIEGER, R., u. A. MICHAELIS, Genetisches und cytogenetisches Wörterbuch. Berlin-Göttingen-Heidelberg 1958, 2. Aufl.

ROON, VAN, K., Over chronische en progressieve atrophie van spieren. Ref.: Neurol. Zbl. **9**, 23 (1890).

ROTH, M., On a possible relationship between hereditary ataxia and peroneal muscular atrophy; with a critical review of the problems of „intermediate forms" in the degenerative disorders of the central nervous system. Brain **71**, 416 (1948).

ROTH, W. K., Muskelschwund. Moskau 1895. Zit. nach DAWIDENKOW (1954).

ROUSSY, G. u. G. LÉVY, Sept cas d'une maladie familiale particulière: troubles de la marche, pieds bots et aréflexie tendineuse généralisée, avec, accessoirement, légère maladresse des mains. Rev. neurol. **33**, 427 (1926).

ROZANSKI, J., Hereditary areflex dystasia. Report on a family with Roussy-Lévy disease in Israel. Mschr. Psychiat. (Basel/New York) **122**, 141 (1951).

SACHS, B., The peroneal form or leg-type of progressive muscular atrophy. Brain **12**, 447 (1890). Zit. nach DE LISI.

SAINTON, P., Contribution à l'étude anatomo-pathologique et clinique de l'amyotrophie Charcot-Marie. Nouv. iconogr. Salpêtrière 1899, S. 206. Ref.: Neurol. Zbl. **19**, 914 (1900).

SAXL, A., Entstehung und Behandlung des Klumpfußes bei der neurotischen Form der progressiven Muskelatrophie (Peronealtyp der progressiven Muskelatrophie). Z. orthop. Chir. **53**, 461 (1931).

SCHADE, H., Bemerkungen über „unregelmäßige Dominanz" am Beispiel des Diabetes mellitus. Die Medizinische [Med. Welt (Stuttg.)] 1958, S. 595.

SCHAEFER, H., Grundprobleme der allgemeinen Elektrobiologie. 97. Tagung d. Gesellschaft Dtsch. Naturforscher u. Ärzte 21.—25. 9. 1952 in Essen; Sitzungsbericht in: Dtsch. med. Wschr. **78**, 107 (1953).

SCHNEIDER, D., u. M. ABELES, Charcot-Marie-Tooth disease with primary otpic atrophy. Report of two cases occurring in brothers. J. nerv. ment. Dis. **85**, 541 (1937). Ref.: Zbl. ges. Neurol. Psychiat. **86**, 463 (1937).

SCHULTZE, FR., Über eine eigentümliche progressive atrophische Paralyse bei mehreren Kindern derselben Familie. Berliner klin. Wschr. **21**, 649 (1884).

SCHULTZE, FR., Progressive neurotische Muskelatrophie. Sitzungsbericht in: Dtsch. med. Wschr. **31**, 1173 (1905).

SCHULTZE, FR., Über die vererbbare neurale oder neuro-spinale Muskelatrophie. Dtsch. Z. Nervenhk. **112**, 1 (1930).

SCHULZ, B., Methodik der medizinischen Erbforschung (unter besonderer Berücksichtigung der Psychiatrie) Leipzig **1936**.

SCHULZ, B., Allgemeine Erbpathologie der Nervenkrankheiten. Handbuch d. Inneren Medizin, 4. Aufl. V/3, S. 904. Berlin-Göttingen-Heidelberg 1953.

SCHULZE, CHR., Erbbedingte Strukturanomalien menschlicher Zähne. München-Berlin 1956.

SCHULZE, CHR., u. FR. LENZ, Über Zahnschmelzhypoplasie von unvollständig dominantem geschlechtsgebundenem Erbgang. Z. menschl. Vererb.- u. Konstit. Lehre **31**, 104 (1952).

SEARS, W. G., A Family showing Hypertrophic Interstitial Neuritis. Proc. Roy. Soc. Med. **24**, 1060 (1931).

SEITZ, O., u. O. GILLERT, Klinischer Beitrag zur modernen Reizstromdiagnostik. Elektromedizin, Band **2**, 1957.

SHEPHERD, M., Report of a family suffering from Friedreich's disease, peroneal muscular atrophy and shizophrenia. J. Neurol. Neurosurg. Psychiat. **18**, 297 (1955).

SIEMENS, H. W., Über einen in der menschlichen Pathologie noch nicht beobachteten Vererbungsmodus: dominant-geschlechtsgebundene Vererbung. Arch. Rassenbiol. **17**, 47 (1925).

SIEMERLING, E., Zur Lehre der spinalen neuritischen Muskelatrophie (Atrophia muscularis progressiva spinalis neuritica Bernhardt), (progressiven neurotischen oder neuralen Muskelatrophie Hoffmann). Arch. Psychiat. Nervenkr. **31**, 105 (1898/99).

SLAUCK, A., Über progressive hypertrophische Neuritis (Hoffmannsche Krankheit). Z. Neurol. **92**, 34 (1924).

SMALL, S. M., u. A. T. MILHORAT, Studies in diseases of muscle. VI. Progressive peroneal muscular atrophy; report on a family, with study of the heredity and of metabolism of creatine and creatinine. Arch. Neurol. (Chic.) **40**, 911 (1938).

SOBOTTA, J., Atlas der deskriptiven Anatomie des Menschen. München-Berlin 1938, 9. Aufl., 3. Teil, S. 11.

SOCA, F., Sur un nouveau cas d'amyotrophie à type Charcot-Marie. Nouv. iconogr. Salpêtrière **15**, 53 (1902).

SOLTZ, S. E., Hereditary progressive neuropathic (peroneal) muscular atrophy. Report of a family with unusual manifestations. Bull. Neurol. Inst. N. Y. **4**, 177 (1935). Ref.: Zbl. ges. Neurol. Psychiat. **77**, 274 (1935).

SOMOGYI, I., u. I. FÉNYES, Zwei familiär auftretende, mit Eunuchoidismus kombinierte Fälle von neuraler Muskelatrophie Charcot-Marie. Z. Neurol. **137**, 397 (1931). Ref.: Zbl. ges. Neurol. Psychiat. **63**, 655 (1932).

SPILLANE, J. D., Familial pes cavus and absent tendon-jerks: its relationship with Friedreich's disease and peroneal muscular atrophy. Brain **63**, 275 (1940).

STARK, P., Étude clinique et génétique d'une famille atteinte d'atrophie musculaire progressive neurale (amyotrophie de Charcot-Marie). Diss. Basel 1957.

STEINTHAL, M., Zur Vererbung der neuralen progressiven Muskelatrophie. Arch. Rassenbiol. **21**, 425 (1929).

STEPHENS, F. E., G. T. PERKOFF, D. A. DOLOWITZ u. F. H. TYLER, Partially sex-linked dominant inheritance of interstitial pyelonephritis. Amer. J. hum. Genet. **3**, 303 (1951).

STERN, I., Über das Vorkommen der dystrophischen, neuralen und spinalen Form der progressiven Muskelatrophie in einer Familie. Ein Beitrag zur einheitlich neurogenen Pathogenese sämtlicher Myopathien Schweiz. Arch. Neurol. **45**, 447 (1940). Ref.: Zbl. ges. Neurol. Psychiat. **99**, 63 (1941).

STIEFLER, G., Zur Klinik der neuralen Form der progressiven Muskelatrophie. Z. Heilk. **27**, 219 (1906).

STÖRRING, E., Über Pupillenstörungen bei neuralen Muskelatrophien. Zugleich ein Beitrag zur Kenntnis der hypertrophischen Neuritis Déjérine-Sottas. Z. Neurol. **171**, 95 (1941). Ref.: Zbl. ges. Neurol. Psychiat. **100**, 180 (1941).

STRÜMPELL, A., Lehrbuch der speziellen Pathologie und Therapie der inneren Krankheiten. Leipzig 1892, 7. Aufl. Band 2, S. 266.

STUCKI, P., u. B. LUBAN, Neurale Muskelatrophie und Friedreichsche Tabes, Beobachtungen an Hand einer weiteren bernischen Sippe. Schweiz. med. Wschr. **1953**, S. **399**.

TAITZLINE, I., Sur le polymorphisme de l'amyotrophie Charcot-Marie (russisch). Sovet. psichonevrol **16**, 107 (1940). Ref.: Zbl. ges. Neurol. Psychiat. **103**, 200 (1943).

THIEBAUT, F., F. ISCH u. C. ISCH-TREUSSARD, La place de l'électromyographie en neurologie. Encéphale **45**, 1300 u. 1397 (1956).

TKATSCHEW, R. A., Zur Fage der nosologischen Einheit neurotischer Amyotrophic und Hoffmannscher Krankheit. Z. Neurol. **137**, 244 (1931).

TOOTH, H. H., The peroneal type of progressive muscular atrophy. Graduation Thesis, M. D. Cambridge 1886. (London, 1886).

TOOTH, H. H., Recent observations on progressive muscular atrophy. Brain **10**, 243 (1888).

TRÖMNER, E., Neurale Muskelatrophie mit Blasenlähmung. Sitzungsbericht d. Gesellschaft der Neurologen und Psychiater Groß-Hamburgs vom 10. 11. 1928. In: Zbl. ges. Neurol. Psychiat. **52**, 239 (1929).

VERSCHUER, VON, O., Frhr., Genetik des Menschen. München-Berlin 1959.

VIRCHOW, R., Ein Fall von progressiver Muskelatrophie. Arch. path. Anat. (Virchows Arch. path. Anat.) **8**, 537 (1855).

VIZIOLI, zit. nach DE LISI.

VOGEL, FR., Moderne Probleme der Humangenetik. Erg. inn. Med., Neue Folge, **12**, 52 (1959).

VOLLBORN, Zur Therapie der progressiven neuralen Muskelatrophie. Psychiatr.-neur. Wschr., Halle, **42**, 103 (1940).

WAARDENBURG, P. J., Die Bedeutung von X-chromosomalen Genen für die normale Funktion des menschlichen Organismus. Novant' anni della leggi Mendeliane. Istituto Gregorio Mendel, Rom 1955, S. 170.

WALTON, G. L., A case of family atrophy of the peroneal type. J. nerv. ment. Dis. **32**, 573 (1905).

WARRINGTON, W. B., A family of three cases of the peroneal type of muscular atrophy (Charcot-Marie-Tooth-Hoffmann). Lancet **2**, 1574 (1901).

WEINBERG, zit. nach B. SCHULZ.

WEITZ, W., Die neurale Muskelatrophie. In: Handbuch der Erbbiologie des Menschen, herausgegeben von G. Just. Band 5/1, S. 354 (1939).

WEITZ, W., Erbliche Nervenkrankheiten. In: Baur, Fischer u. Lenz, Menschliche Erblehre und Rassenhygiene. Berlin-München 1940, 5. Aufl.

WEITZ, W., Über die Vererbung der neurotischen Muskelatrophie. Bibliogr. genet., Haag, **6**, 91 (1930).

WINTERS, R. W., J. B. GRAHAM, T. F. WILLIAMS, V. W. MCFALLS u. CH. H. BURNETT, A genetic study of familial hypophosphatemia and vitamin D-resistant rickets. Trans. Ass. Amer. Physicians **70**, 234 (1957).

WOHLFART, G., Zwei Fälle von Dystrophia musculorum progressiva mit fibrillären Zuckungen und atypischem Muskelbefund. Ein Beitrag zur Frage des Vorkommens von Übergangsformen zwischen progressiver Muskeldystrophie und neuraler progressiver Muskelatrophie. Dtsch. Z. Nervenhk. **153**, 189 (1942). Ref.: Zbl. ges. Neurol. Psychiat. **103**, 198 (1943).

WOHLFART, G., Aktuelle Probleme der Muskelpathologie. Dtsch. Z. Nervenhk. **173**, 426 (1955). Ref.: Zbl. ges. Neurol. Psychiat. **137**, 162 (1956).

WOHLFART, S., u. G. WOHLFART, Mikroskopische Untersuchungen an progressiven Muskelatrophien unter besonderer Rücksichtnahme auf Rückenmarks- und Muskelbefunde. Acta med. scand. Suppl.-Bd. 63. Ref.: Zbl. ges. Neurol. Psychiat. **78**, 402 (1936).

WORATZ, G., Progressive neurale Muskelatrophie mit bisher bei dieser Krankheit unbekanntem X-chromosomal-dominantem Erbgang. Habilitationsschrift Leipzig 1960.

WORATZ, G., Die wichtigsten Erbgänge beim Menschen, erläutert am Modell der neuralen Muskelatrophie. Vortrag gehalten auf dem Jahreskongreß 1962 für die Fortbildung der Ärzte, Leipzig. Schriftenreihe zur ärztlichen Fortbildung Band XXVIII, Berlin 1963.

WORATZ, G., u. W. THIEME, Elektromyographische Untersuchungen bei neuraler Muskelatrophie mit X-chromosomal-dominantem Erbgang. Dtsch. Z. Nervenhk. **181**, 292 (1960).

Neurale Muske

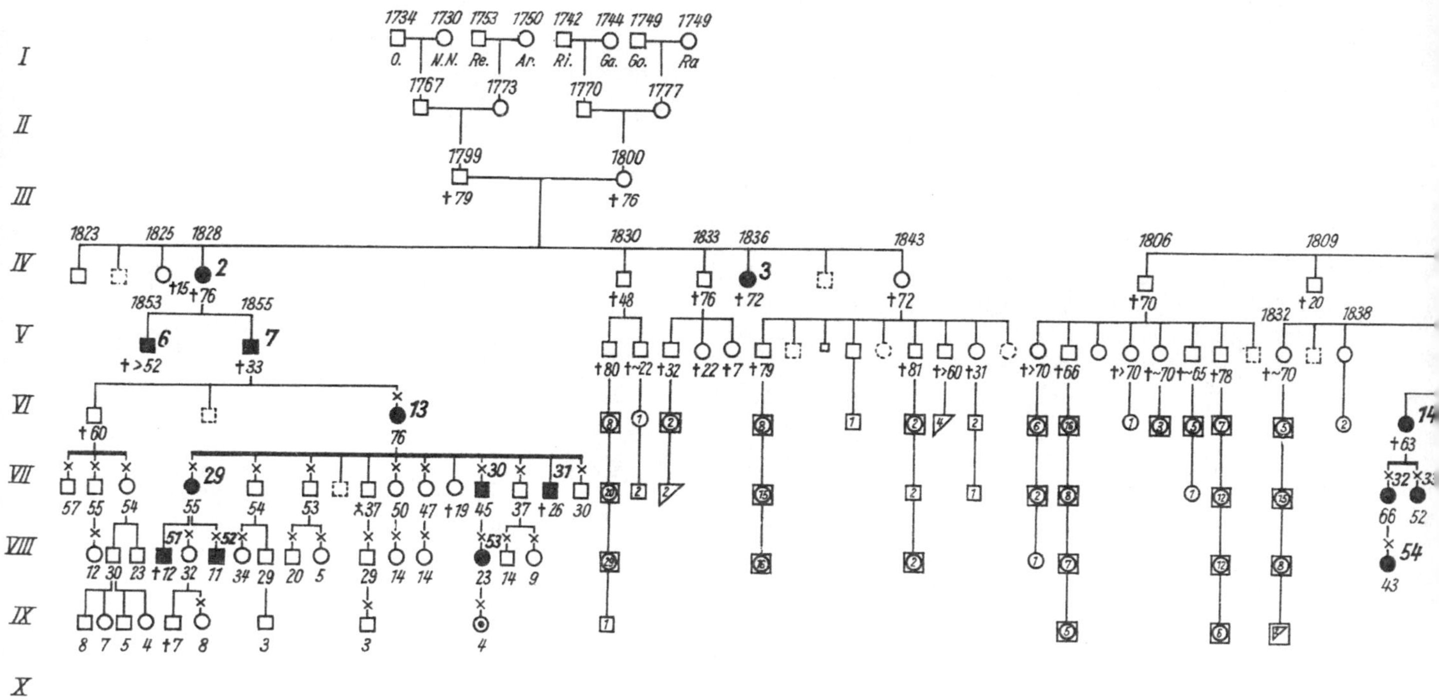

Beilage zu: Woratz, Neurale Muskelatrophie mit dominantem X-chromosomalem Erbgang

e, dominant X-chromosomal

ische Sippe

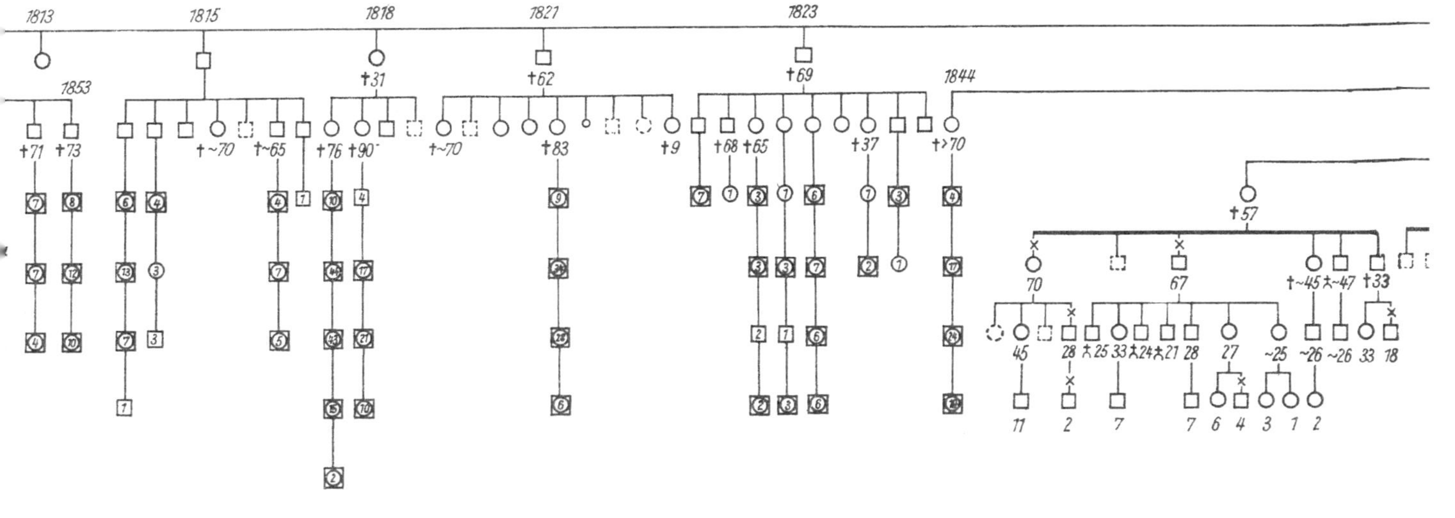

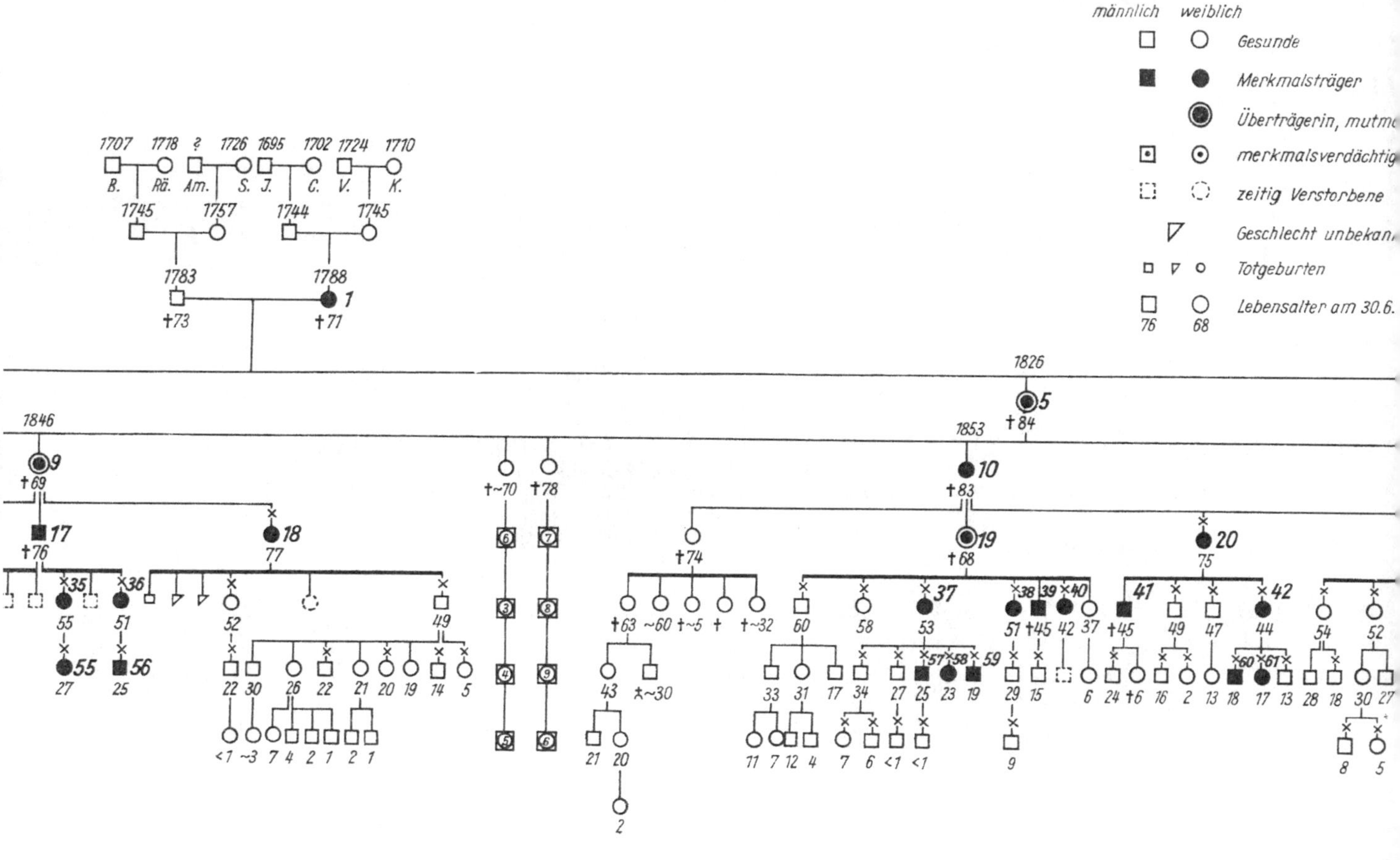
männlich weiblich
Gesunde
Merkmalsträger
Überträgerin, mutm
merkmalsverdächtig
zeitig Verstorbene
Geschlecht unbekan
Totgeburten
Lebensalter am 30.6.

nerklärung

⑨ (square)	Anzahl der gesunden männlichen und weiblichen Nachkommen in dieser Generation
×	persönlich Untersuchte
⅄	im Kriege gefallen
~30	etwa 30 Jahre alt
>50	älter als 50 Jahre
<1	jünger als 1 Jahr
† 70	Todesalter

Die Ordnungszahlen 1—63 rechts neben den Symbolen für die männlichen und weiblichen Merkmalsträger sowie die Merkmalsüberträgerinnen sind im Text kursiv gedruckt.

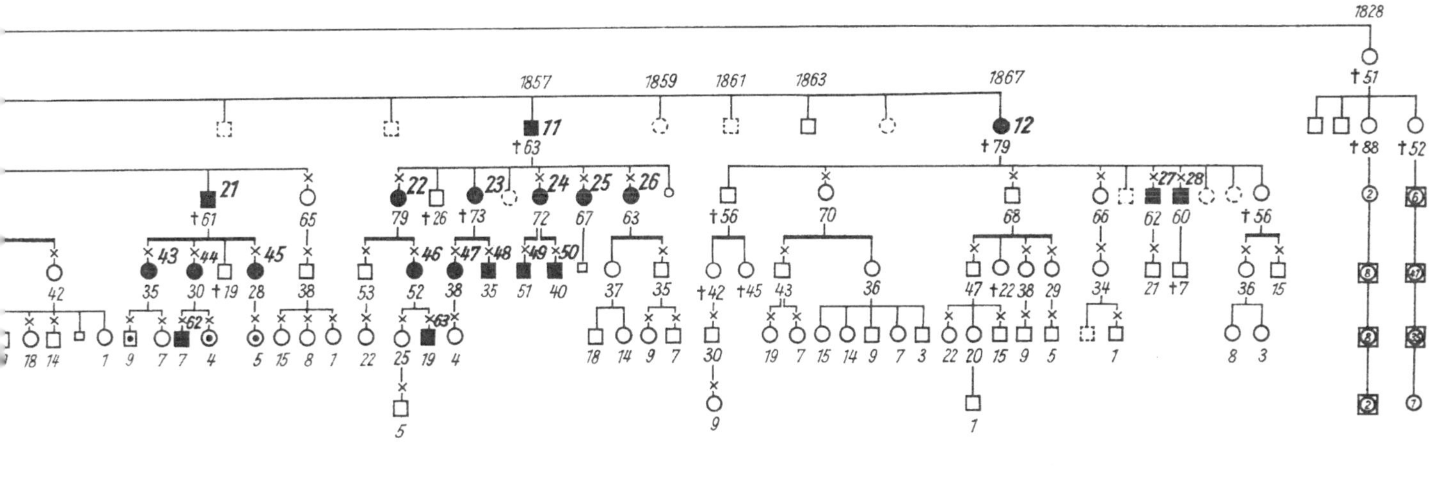

Erschienen im Akademie-Verlag GmbH, Berlin
Offsetdruck: VEB Druckerei „Thomas Müntzer" Bad Langensalza

MIX
Papier | Fördert gute Waldnutzung
FSC® C083411

Zeitfracht Medien GmbH
Ferdinand-Jühlke-Straße 7
99095 Erfurt, Deutschland
produktsicherheit@kolibri360.de